内科疾病及相关诊疗技术研究

黄冬冬 著

吉林科学技术出版社

图书在版编目（CIP）数据

内科疾病及相关诊疗技术研究 / 黄冬冬著. — 长春：
吉林科学技术出版社，2023.7
ISBN 978-7-5744-0647-6

Ⅰ. ①内… Ⅱ. ①黄… Ⅲ. ①内科－疾病－诊疗
Ⅳ. ①R5

中国国家版本馆 CIP 数据核字（2023）第 136524 号

内科疾病及相关诊疗技术研究

著　　　　黄冬冬
出 版 人　宛　霞
责任编辑　赵　沫
封面设计　沐　林
制　　版　沐　林
幅面尺寸　185mm×260mm
开　　本　16
字　　数　240 千字
印　　张　10.25
印　　数　1－1500 册
版　　次　2023年7月第1版
印　　次　2024年2月第1次印刷

出　　版　吉林科学技术出版社
发　　行　吉林科学技术出版社
地　　址　长春市福祉大路5788号
邮　　编　130118
发行部电话/传真　0431-81629529 81629530 81629531
　　　　　　　　　　　　81629532 81629533 81629534
储运部电话　0431-86059116
编辑部电话　0431-81629518
印　　刷　三河市嵩川印刷有限公司

书　　号　ISBN 978-7-5744-0647-6
定　　价　82.00元

前　　言

内科学是现代医学的基础,随着科技技术的快速发展和理论知识的不断进步,内科疾病的诊疗技术也在日益进步。近年来,内科学领域各专业在理论、临床诊断和治疗等方面都取得了突飞猛进的发展,因此,只有掌握了熟练的专业知识和规范的诊疗技术,才能避免或减少漏诊、误诊的发生。内科学所阐述的内容在临床医学的理论和实践中具有指导意义,是学习和掌握其他临床学科的重要基础。

本书重点介绍了各类内科疾病的病因机理、发病机制、临床表现、诊断与鉴别诊断及治疗。本书作者对内科疾病诊断、治疗方面有很多独到的见解,书中结合了大量的内科新技术、新发展,对临床有很强的指导意义。

本书共五章内容。第一章阐述了呼吸系统疾病及相关诊疗技术;第二章阐述了循环系统疾病及相关诊疗技术;第三章阐述了消化系统疾病及相关诊疗技术;第四章阐述了内分泌系统疾病及相关诊疗技术;第五章阐述了血液系统疾病及相关诊疗技术。

在撰写本书的过程中,参考、引用了一些专家和学者的研究成果,在此一并感谢。由于作者的水平有限,研究尚不深入,再加之时间仓促,难免存在疏漏和不足之处,恳请读者批评指正。

作　者

2023 年 7 月

目　　录

第一章　呼吸系统疾病及相关诊疗技术

第一节　咯血的诊断与治疗

咯血为临床常见急症，轻者表现为痰中带血，重者可发生大咯血致窒息死亡。临床对咯血患者应高度重视，积极寻找病因和及时止血治疗，防止窒息死亡的发生。

肺具有双重血液供应，即受肺动脉和支气管动脉双重供血。肺动脉起自右心室，分支为左肺动脉、右肺动脉、肺叶动脉，最终形成广泛的毛细血管网完成气体交换。肺动脉是一个低压、低阻系统，肺动脉毛细血管网破裂出血，出血量不会太大，易止血；较大肺动脉或分支破裂出血，因血容量大及距右心室距离短，往往会发生大出血，抢救成功率较低。支气管动脉起自主动脉，也有少数起自肋间动脉，为肺实质提供营养。它是一个高压系统，紧密伴随支气管走行，最终在支气管壁黏膜下层形成毛细血管网，为支气管壁供应血液。如果支气管动脉破裂，因体循环压力高极易发生大出血。临床上应尽量明确是肺动脉破裂还是支气管动脉破裂，对于救治患者和制定抢救措施有较大的帮助。

一、诊断与鉴别诊断

咯血的诊断程序包括确定咯血诊断、评估病情严重程度和确定咯血病因。

（一）确定咯血诊断

1. 咯血的定义

声门以下呼吸道或肺组织出血经口腔咯出者称为咯血。

2. 咯血与上呼吸道出血的鉴别

上呼吸道出血是指口腔、鼻腔及咽部的出血。鉴别要点：①口腔与鼻咽部局部有出血灶；②鼻出血多自前鼻孔流出，鼻中隔前下方有出血灶；③鼻腔后部出血有咽部异物感，鼻咽镜检查见血液经后鼻孔沿软腭与咽后壁下流。

3. 咯血与呕血的鉴别

呕血是指上消化道出血经口腔呕出，出血部位多为食管、胃及十二指肠。咯血与呕血的鉴别见表1-1。

表1-1 咯血与呕血的鉴别

	咯血	呕血
病因	支气管扩张、肺结核、肺癌肺炎、肺脓肿、心脏病	消化性溃疡、肝硬化、胃癌、急性胃黏膜病变、胆道出血等
出血前症状	喉部痒感、胸闷、咳嗽等	上腹部不适、恶心、呕吐等
出血方式	咯出	呕出，可为喷射状
出血的颜色	鲜红色	暗红色、咖啡渣样，出血量大时可呈鲜红色
血中混杂物	痰、泡沫	食物残渣、胃液
酸碱反应	碱性	酸性
黑便	无，出血咽下较多时可有	可为柏油样，可持续数日
出血后痰的性状	常有血痰数日	无痰

（二）评估病情严重程度

明确咯血的诊断后，评估病情的严重程度对于决定治疗方式的选择以及患者的转归至关重要。咯血致死的危险与出血量、出血速度、肺内潴留的血量及患者的基础肺功能有关。病情严重性主要由出血量的大小和患者的一般状况决定。

1. 出血量的大小

尚无普遍公认的标准，一般以24小时咯血量为参考指标，可分为少量咯血、中量咯血和大咯血。大咯血定义为危及生命的任何咯血量以及可能导致气道阻塞和窒息的任何咯血量。大咯血约占所有咯血患者的5%，提示存在严重的呼吸系统或全身性疾病。大咯血的病死率为6.5%~38%。死亡原因一般为气道梗阻导致窒息或出血量过多导致休克，其中窒息是死亡的主要原因。咯血量<100 ml/24 h为少量咯血，咯血量10~500 ml/24 h为中量咯血，咯血量≥500 ml/24 h或一次咯血量≥100 ml为大咯血。

2. 患者的一般状况

对咯血患者病情严重程度的判断，不应过分局限于咯血量的多少，还应重视患者的营养、面色、呼吸、脉搏、血压及是否发绀等一般状况综合判断。年老体弱或久病咳嗽无力、基础肺功能差者，即使少量咯血也可窒息死亡，对这类患者应高度重视，按照大咯血的救治原则进行积极救治。

（三）确定咯血病因

咯血可由近100种疾病引起，可分为以下四大类：①气管支气管疾病；②肺部疾病；③心血管疾病；④全身性疾病（表1-2）。随着呼吸介入诊疗技术的推广普及应用，支气管镜诊疗相关操作、经皮肺穿刺活检及消融治疗、肺动脉导管置入等医源性因素导致的咯血应引起临床医生重视。大咯血病因复杂，呼吸系统疾病及全身各系统疾病均可导致大咯血。支气管扩张、支气管结核、肺曲霉菌病、坏死性肺炎、隐源性咯血和肺癌被认为是大咯血最常见的原因。临床上有20%的大咯血患者经常规检查仍未能发现确切病因，称为隐源性大咯血。

表1-2　咯血的常见病因

气管支气管疾病	肺部疾病	心血管疾病	全身性疾病
气管良恶性肿瘤	肺炎	肺栓塞	血小板减少
急慢性支气管炎	肺结核	原发性肺动脉高压	白血病
支气管扩张	原发性或转移性肺癌	肺动静脉瘘	再生障碍性贫血
支气管囊肿	肺脓肿	急性左心衰竭	血友病
支气管结石	肺吸虫病	二尖瓣狭窄	弥散性血管内凝血
支气管结核	肺血吸虫病	心房黏液瘤	抗凝剂治疗
支气管腺瘤	肺隔离症	结节性动脉周围炎	流行性出血热
支气管镜诊疗	肺曲霉菌病	纤维性纵隔炎	钩端螺旋体病
	尘肺	肺静脉阻塞	肺出血-肾炎综合征
	肺挫伤		韦氏肉芽肿
	特发性含铁血黄素沉着症		白塞病
	经皮肺穿刺活检及消融		遗传性毛细血管扩张症
			子宫内膜异位症

咯血病因的确定需要依据详细的询问病史、仔细的体格检查以及全面的辅助检查。

1. 病史

询问病史应注意：①咯血发生的频率、持续时间、时间规律性和咯血量。②患者年龄，青壮年咯血多见于良性病变如支气管扩张、肺结核、二尖瓣狭窄等。40岁以上且吸烟指数大于>400（纸烟20支/日×20年）者咯血应考虑原发性支气管肺癌的可能。③咯血的颜色和性状，鲜红色为新鲜出血，多见于支气管扩张、肺结核、肺脓肿及出血性疾病；铁锈色血痰见于肺炎链球菌肺炎；砖红色胶冻样痰见于克雷伯杆菌肺炎；二尖瓣狭窄咯血多为暗红色；左心衰竭咯血为浆液性粉红色泡沫痰；肺栓塞咯血为黏稠暗红色血痰。④询问疫区居留或疫源接触史有助于流行性出血热及钩端螺旋体病的诊断。⑤伴随症状，有无伴发热、胸痛、脓痰、黄疸、杵状指及皮肤、黏膜出血等。⑥有无支气管镜检查治疗、经皮肺穿刺活检及肺癌射频消融手术史等。

2. 体格检查

皮肤、黏膜瘀斑、紫癜及出血提示出血性疾病；皮肤、黏膜出现毛细血管扩张提示遗传性毛细血管扩张症；杵状指提示先天性心脏病、慢性肺脓肿及支气管扩张等；单侧的干啰音提示支气管狭窄，如支气管肺癌或支气管异物等；还需检查胸部有无外伤、局部有无湿啰音。

3. 辅助检查

(1)血液学检查。血白细胞总数或中性粒细胞分类增高提示感染；若有幼稚白细胞提示白血病，嗜酸性粒细胞增多提示寄生虫病，血小板减少和凝血功能指标异常提示出血性疾病。肝功能、肾功能异常提示肝、肾功能不全，血抗中性粒细胞胞质抗体(antineutrophil cytoplasmic autoantibody，ANCA)阳性提示韦氏肉芽肿等血管炎病。

(2)痰液检查。咳痰送检属无创检查，患者易于接受。通过痰涂片和培养，可查一般致病菌、结核分枝杆菌、真菌、寄生虫卵及肿瘤细胞等而明确相应诊断。

(3)胸部 X 线及 CT 检查。咯血患者均应行胸部 X 线检查，但约30%的咯血患者胸部 X 线检查无异常，而胸部 CT 具有密度及空间分辨率高的优点，能发现 X 线检查不能发现的局部小病灶及与心脏、肺门血管重叠的病灶。在支气管扩张的诊断方面，它已取代传统的支气管造影。胸部 CT 应作为咯血患者的一线检查。多层螺旋 CT 血管造影术通过经轴、多维的立体血管重建，可提供支气管动脉和其他胸部体循环动脉的图像，完整、准确地显示肺部出血性病变的供血动脉形态，弥补血管造影中遗漏的血管。多层螺旋 CT 诊断咯血病因具有无创、快速、准确的优点。

(4)支气管镜检查。支气管镜是目前了解气道内情况最快和最准确的方法，可帮助明确胸部 X 线或 CT 检查为正常的咯血患者的诊断。对咯血病因不明、经内科药物止血治疗效果不佳者，主张及早(咯血发生的 48 小时之内)行支气管镜检查。支气管镜直视下可明确出血的部位及发现支气管腔内的病变，通过活检、刷片或灌洗取标本送检而明确出血的病因如支气管肺癌、结核或支气管扩张等，也可进行支气管腔内介入止血治疗。

(5)血管造影检查。咯血患者进行血管造影具有创伤小、发现出血部位准确的优点，包括支气管动脉造影和肺动脉造影。选择性支气管动脉造影通过显示异常病变的血管、体循环与肺循环间血管分流及造影剂从血管内外溢等情况判断出血的确切部位，能发现支气管动脉的异常扩张、扭曲变形、动脉瘤形成及体循环—肺循环交通支的存在，从而为支气管动脉栓塞治疗提供依据。对于空洞性肺结核、肺脓肿所致的顽固性大咯血，疑有侵蚀性假性动脉瘤、肺动脉畸形存在者，应在做选择性支气管动脉造影的同时加做肺动脉造影。

（6）核医学检查。怀疑有肺栓塞者在出血停止后行肺通气/灌注扫描有重要诊断价值。

二、治疗

咯血的治疗目的是积极止血、消除病因、防治并发症特别是防止窒息死亡的发生。具体治疗措施包括一般治疗、药物治疗、支气管镜介入治疗、血管内介入治疗、外科手术治疗及防治并发症。

（一）一般治疗

咯血患者应住院治疗观察，卧床休息，适当安慰，保持镇静。取患侧在下体位，以利于保持健侧肺的通气功能和防止病变向健侧扩散。呼吸困难及发绀者予以氧疗，勿进食过热或过冷食物，保持大便通畅以免便秘排便时腹压增高加重咯血。大咯血、呼吸困难及发绀者予以氧疗，大咯血患者患侧卧位、保持气道开放。

1. 体位

大咯血患者取患侧卧位。患者发生大咯血后，气道内的积血常会溢入健侧气道和肺内，严重影响肺的通气换气功能。患者取患侧卧位后，可有效防止患侧肺内的积血溢入健侧肺，防止病变向健侧扩散，可使已经残留于健侧肺内的积血通过咳嗽排出体外，利于改善患者的通气换气效率，有效提升血氧饱和度。

2. 保持气道的开放

对于未建立人工气道的患者，应在保持气道开放的同时，迅速建立人工气道。最迅速且简单的方法是在支气管镜引导下进行气管插管，最好选用8.5号带侧孔的加长气管导管插入健侧主支气管以利于隔绝出血、保障健侧肺的通气，必要时可辅以人工通气，以保证组织的供氧。双腔气管插管通过双腔管将肺通气和气道疏通分开操作，但精准的双腔气管插管、置管费时费力，且双腔管的独立管腔均过小，会妨碍操作，还需要专用的吸引管，以及需要使用肌松药等因素，导致双腔气管插管的应用受到限制。

（二）药物治疗

药物包括基础疾病治疗药物、一般止血药、缩血管药、扩血管药、糖皮质激素及其他药物等。

1. 基础疾病治疗

肺炎、肺脓肿、支气管扩张等感染性疾病应积极抗感染治疗，肺结核患者应正规抗结核治疗，凝血因子缺乏者应补充新鲜血浆、急性左心衰竭患者应纠正心衰，抗凝药过量者应停药并应用相应拮抗剂，如维生素K拮抗华法林、鱼精蛋白拮抗肝素。当因为一些非解剖学病因而出现大咯血和（或）低氧血症型呼吸衰竭，如弥漫性肺泡出血（diffuse alveolar hemorrhage，DAH)引起的大咯血，在开始针对相关病因进行治疗的同时，应确保通过机械通气或其他辅助治疗措施提供充足的氧气。若疑诊 DAH，应积极使用大剂量甲泼尼龙冲击治疗，连用 3 天后每天按体重口服甲泼尼龙 1 mg/kg，同时应给予环磷酰胺 1~2 mg/kg。若疑诊肺出血-肾炎综合征应及时进行血浆置换，避免因等待血清学检验结果而错过治疗时机。

2. 一般止血药

①酚磺乙胺(止血敏)，增加毛细血管抵抗力和增加血小板功能；②氨甲苯酸(止血芳酸)，具有很强的抗纤维蛋白溶解作用；③氨基己酸(止血环酸)，能阻止纤维蛋白溶酶的形成、抑制纤维蛋白的溶解；④肾上腺色腙(安络血、卡络柳钠)，能降低毛细血管的通透性、增强毛细血管抵抗力；⑤维生素 K，是肝合成凝血因子的原料；⑥云南白药；⑦血凝酶，如立芷雪、白眉蝮蛇血清等，可直接作用于激活组织和血液的凝血酶，促进出血部位的血小板聚集、血液凝固形成血块达到止血作用。一般止血药适用于凝血功能障碍引起的咯血，临床上应避免过量或过多应用，以防导致血液高凝状态而形成血栓。

3. 缩血管药

垂体后叶激素又名"内科止血钳"。作用机制为通过收缩小动脉使肺循环血量减少而达到较好的止血效果。大咯血患者使用垂体后叶激素 5~10 U 溶于 20 ml 溶剂中缓慢静脉注射(20 分钟)，其后按体重 0.1 U/(kg·h)速度缓慢静脉滴注 24 小时维持，待出血停止后逐渐减量。不良反应包括：①收缩心血管、胃肠及子宫平滑肌，致心悸、胸闷、呕吐、腹痛、血压升高、面色苍白、出汗等；②低钠低氯血症、代谢性碱中毒，甚至低渗性脑病昏迷，严重者发生脑桥中央髓鞘溶解和脑桥外髓鞘溶解。禁忌证有冠心病、高血压、二尖瓣狭窄，以及妊娠期妇女等。

4. 扩血管药

作用机制为扩张血管、降低肺动脉压、减少肺血流量。常用药物为酚妥拉明(苄胺唑啉)，用法为 10~20 mg 酚妥拉明加 5% 葡萄糖溶液 250~500 ml 缓慢静脉滴注，连用 5~7 天。不良反应为低血压，故应在补足血容量基础上应用。适合于高血压和冠心病大咯血患者。

5. 糖皮质激素

具有非特异性抗炎、抗过敏及降低毛细血管通透性作用，可降低体内肝素水平、缩短凝血时间。适应证：①血小板因素如特发性血小板减少性紫癜(immune thrombocytopenic purpura，ITP)咯血者；②肺炎和肺结核咯血经积极抗感染、抗结核和垂体后叶激素止血治疗效果不佳者，可加用泼尼松或氢化可的松短期(3~5 天)应用。

6. 其他药物

①鱼精蛋白注射液，为肝素拮抗药，适用于肝素抗凝治疗过量而咯血者；②维生素 K，适用于华法林过量和肝功能不全咯血患者；③西咪替丁，0.2 g 口服、3 次/日，用于

肺结核咯血有较好效果；④0.5%甲硝唑，100 ml 静脉滴注、12 小时一次，持续 5 日，对支气管扩张和肺炎咯血者有效。

(三) 支气管镜介入治疗

支气管镜介入治疗的适应证有咯血内科药物治疗无效或反复发作且病变广泛、高龄、全身情况差、不能外科手术治疗。硬质支气管镜适合于出血量较大者，可弯曲支气管镜（软镜）适合于出血量不大者。支气管镜介入止血治疗包括局部应用凝血药和机械止血。支气管镜介入治疗需要在充分的抢救预案和抢救器材的前提下，由经验丰富的操作者实施。常见的支气管镜介入治疗方法有下述几种。

1. 支气管局部止血药物灌注

冰生理盐水(4℃)20~50 毫升/次或 1 : 20 000 的肾上腺素冰生理盐水溶液 10~15 毫升/次，经支气管镜活检孔道注入出血肺段支气管，保留 1 分钟后吸出，反复多次直至出血停止。局部应用 50~500 U/ml 的凝血酶溶液 3~5 ml 或 1 kU 的立芷雪稀释至 3~5 ml，经支气管镜直接注入出血部位止血。支气管灌洗法联合局部应用凝血药止血效果更佳。

2. 出血部位的机械性压迫止血

常采用支气管镜插入部分末端填塞止血叶、段支气管。凡士林纱条或浸有止血药物的棉球局部填塞压迫止血的方法主要适用于硬质支气管镜下的操作。可弯曲支气管镜可治疗相关气道大出血，最有效的机械性压迫止血方法是采用腔内球囊压迫止血。应用 Fogarty 球囊导管经可弯曲支气管镜，将球囊充气后填塞出血的叶、段支气管治疗咯血，适用于药物治疗无效的中量以上咯血。球囊的压力不宜过高，一般为 1~2 个大气压。此法治疗咯血近期控制率为 100%，复发率为 20%。球囊填塞时间应小于 48 小时，若 48 小时后仍有出血应行支气管动脉栓塞或手术治疗。

3. 经支气管镜氩等离子体凝固(argon plasma coagulation，APC)及冷冻治疗

使用可弯曲支气管镜治疗相关气道出血时，可进行经支气管镜 APC 及冷冻治疗。APC 又称氩气刀，适用于可视范围内气道的局部出血的止血治疗及良恶性气道肿瘤的治疗。冷冻治疗适用于气道腔内肿瘤出血的治疗及血凝块的摘除。

(四) 血管内介入治疗

对于支气管循环系统来源的大出血，支气管动脉栓塞术(bronchial artery embolization，BAE)是最有效的非手术治疗方法，其即刻止血率高达 73%~98%。适应证包括：①急性或反复大咯血经内科治疗无效；②不明原因反复咯血；③外科手术后再次咯血。禁忌证为支气管动脉与脊髓动脉间存在吻合支。在 X 线透视下先行选择性支气管动脉造影明确出血部位后，采用吸收性明胶海绵、聚乙烯醇颗粒及弹簧圈等材料将可疑病变的动脉全部栓塞而

止血。若支气管动脉栓塞后仍出血者应加做肺动脉造影及栓塞治疗。支气管动脉栓塞治疗大咯血的严重并发症有脊髓损害、支气管黏膜坏死及其他器官的误栓(如脑栓塞)等。非支气管动脉来源的出血采用 BAE 治疗往往无效。

(五)外科手术治疗

适应证：①24 小时咯血量超过 1 500 ml 或 24 小时内一次咯血量达 500 ml，经内科治疗无止血趋势；②反复大咯血有引起窒息先兆的；③一叶肺或一侧肺有确切的慢性不可逆性病变(如支气管扩张、空洞性肺结核、慢性肺脓肿、肺曲霉菌病等)；④肺动脉系统损伤所致的大出血；⑤实施 BAE 效果不佳仍有大咯血。若无手术禁忌且已明确出血部位，应行病损部位的外科手术切除，外科手术的干预可显著降低此类患者的死亡率。手术时机以咯血的间隙期为宜。

(六)防治并发症

大咯血的并发症包括肺不张、肺炎、失血性休克、窒息。

肺不张主要由血凝块阻塞支气管所致，可引起肺段、肺叶或全肺不张，处理原则为加强吸引或引流排痰，不用强效镇咳镇静药物，可经支气管镜介入行血凝块清除治疗，但应注意血凝块清除后再发大咯血。

窒息是大咯血最严重的并发症，可导致患者迅速死亡，临床应重点防治。大咯血窒息先兆为患者胸闷、憋气、冷汗、喉头喘鸣，大口咯血或血从口鼻涌出，随即烦躁、发绀、呼吸窘迫和昏迷。应取头低足高位，经鼻插入粗导管行强力吸引，并行紧急气管插管(直径 8.0 mm 以上)。经导管吸引保持气道通畅，也可插双腔支气管导管保证健侧肺通气，避免因窒息导致死亡。

第二节　慢性咳嗽的诊断与治疗

咳嗽是机体清除气道内的分泌物或异物的保护性反射，也是临床常见病症，特别是慢性咳嗽大约占呼吸专科门诊的 1/3 甚至更高。在美国，咳嗽占门诊患者就医原因的第二位，每年治疗费超过 10 亿美元，平均每位慢性咳嗽患者看过 7.4 名医生，做过 8.5 次检查。可见慢性咳嗽临床误诊、误治率高，给患者的工作、生活和学习带来严重困扰。

一、定义

咳嗽通常按时间可分为 3 类：急性咳嗽、亚急性咳嗽和慢性咳嗽。急性咳嗽时间<3

周，普通感冒是最常见的原因。亚急性咳嗽为 3~8 周，感染后咳嗽为最常见原因。慢性咳嗽>8 周，其原因依据影像学改变分两类，一类是 X 线胸片有明确病变者，如肺结核、肺癌等；另一类是 X 线胸片无异常者，即传统概念的慢性咳嗽，其病因复杂，诊断较困难，本文所讲慢性咳嗽即为该类。

二、病因

慢性咳嗽的病因很多，在不同国家和地区的研究中，慢性咳嗽原因有一定差异，但国内外资料均表明慢性咳嗽的常见病因主要为以下四种：上气道咳嗽综合征（upper airway cough syndrome，UACS）、咳嗽变异性哮喘（cough variant asthma，CVA）、嗜酸性粒细胞性支气管炎（eosinophilic bronchitis，EB）和胃食管反流性咳嗽（gastroesophageal reflux-related chronic cough，GERC），这些病因占呼吸内科门诊慢性咳嗽病因的 70%~95%。其他原因还有变应性咳嗽、药物性咳嗽（ACEI 等）、支气管结核、心因性咳嗽等。最近还有资料提出阻塞型睡眠呼吸暂停低通气综合征（obstructive sleep apnea hypopnea syndrome，OSAHS），使用 β 受体阻断剂、α 干扰素，以及麦考酚酸吗乙酯、呋喃妥因、异丙酚、来氟米特、辛伐他汀等药物也可引起咳嗽。值得注意的是，临床上某些患者的咳嗽症状并非由单一因素引起，有报道 2 种病因者占 23%，3 种病因者占 3%，因此在诊治慢性咳嗽时需重视多病因合并存在。

三、常见病因的诊治

（一）上气道咳嗽综合征

1. 定义

鼻后滴流综合征（postnasal drip syndrome，PNDS），是指由于鼻部疾病引起分泌物倒流鼻后和咽喉部，甚至反流入声门或气管，导致以咳嗽为主要表现的综合征。由于无法明确上呼吸道相关的咳嗽是否由鼻后滴流刺激或炎症直接刺激上呼吸道的咳嗽反射的感受器引起，2006 年美国对咳嗽的治疗指南建议用上气道咳嗽综合征（UACS）替代 PNDS。UACS 是引起慢性咳嗽的常见病因之一，是指上气道病变导致以咳嗽为主要表现的综合征，因此除了鼻部疾病外，UACS 还常与咽、喉、扁桃体的疾病有关，如变应性或非变应性咽炎、慢性扁桃体炎、喉炎等。

2. 发病机制

UACS 可能与鼻和鼻窦分泌物倒流上呼吸道本身的炎症刺激直接刺激上呼吸道的咳嗽反射的感受器有关。最近有研究表明，UACS 患者血清 IL-4、TNF-α 明显高于健康者，而 IFN-γ 和 IL-27 高于健康者，证实 Th1/Th2 比例失衡也可能参与 UACS 患者发病。也有研究表明 UACS 患儿红细胞 C3b 受体花环率较健康者明显降低，提高红细胞 C3b 受体花环率可改善患儿症状，证明 UACS 患者存在红细胞免疫低下。总体来讲，UACS 发病机制复杂，目前不完全清楚，尚需更深入的研究。

3. 临床表现

表现多样，除咳嗽、咳痰外，可出现鼻部症状，如鼻塞、鼻腔分泌物增加、频繁清嗓、咽后黏液附着、鼻后滴流感。变应性鼻炎表现为鼻痒、打喷嚏、流水样涕等。鼻-鼻窦炎表现为脓性黏液或脓性涕等。可伴有咽部症状：变应性咽炎以咽痒、阵发性刺激性咳嗽为主要特征，非变应性咽炎常有咽痛、咽部异物感或烧灼感。亦可伴有喉部症状：喉部炎症、新生物通常伴有声音嘶哑。

变应性鼻炎的鼻黏膜主要表现为苍白或水肿，鼻道及鼻腔底可见清涕或黏液。非变应性鼻炎的鼻黏膜多表现为黏膜肥厚或充血样改变，部分患者口咽部黏膜可见卵石样改变或咽后壁附有黏脓性分泌物。

4. 诊断

对于鼻炎和鼻窦炎，大多患者通过仔细询问病史及专科检查，诊断并不困难，鼻窦 X 线或 CT 检查可提高诊断的准确性。但 UACS 是一个综合征，涉及整个上气道病变，其临床症状和体征并不特异，有时其诊断仍较困难。如一个有典型 UACS 症状的患者，其咳嗽的原因可能是哮喘或胃食管反流等原因，同时缺乏 UACS 典型表现的患者并不能排除 UACS。符合下述标准的人群要考虑 UACS 的诊断：①发作的或顽固性咳嗽，白天明显，入睡后较少；②有鼻部和（或）咽部疾病的临床表现和病史；③辅助检查支持鼻部和（或）咽部疾病诊断；④检查咽喉壁有鹅卵石样改变或有黏液附着；⑤针对治疗有效。

5. 治疗

非变应性鼻炎、常年性鼻炎、血管运动性鼻炎首选第一代抗组胺药(马来酸溴苯那敏)和减充血药(麻黄碱)，但麻黄碱应用时间不宜超过 2 周。

变应性鼻炎首选鼻腔吸入糖皮质激素和口服第二代抗组胺药，疗程≥12 周。常用吸入糖皮质激素有布地奈德鼻喷雾剂(雷诺考特)、糠酸莫米松鼻喷雾剂(内舒拿)、丙酸氟替卡松鼻喷雾剂(辅舒良)。第二代抗组胺药常用有阿司咪唑、氯雷他定。白三烯受体拮抗剂治疗变应性鼻炎有效。治疗变应性鼻炎还应重视避免变应原刺激、改善生活和工作环境。

细菌性鼻窦炎应选择适当的抗生素，抗菌谱应覆盖革兰氏阳性菌、革兰氏阴性菌及厌氧菌。急性鼻窦炎应用不少于 2 周，慢性鼻窦炎建议酌情延长使用时间。对于慢性鼻窦炎，有证据显示，长期低剂量使用大环内酯类抗生素(代表药物是红霉素和克拉霉素)，可以缓解客观症状，改善客观指标。疗效与内镜鼻窦手术相近，疗程约 12 周。如内科治疗效果不佳，可考虑经鼻内镜手术治疗。

（二）咳嗽变异性哮喘

1. 定义

咳嗽变异性哮喘（CVA）最初由 Glause 于 1972 年报道，是一种特殊类型的哮喘，以慢性咳嗽为唯一或主要临床症状，无明显喘息、气促等症状或体征，但有气道高反应性。痰或支气管肺泡灌洗液中嗜酸性粒细胞增加，气道黏膜下嗜酸性粒细胞浸润。

2. 发病机制

CVA 发病机制不完全清楚，目前认为与气道炎症和咳嗽反射的感受器兴奋阈值降低有关。CVA 与典型哮喘一样，都表现为气道慢性炎症，但二者气道炎症的范围和程度不同。CVA 炎症反应主要在大气道，而大气道咳嗽受体更丰富，因此 CVA 炎症刺激咳嗽反射的感受器易导致咳嗽。同时 CVA 炎症反应相对较轻，不引起明显的气道狭窄，故没有喘息、呼吸困难症状。典型哮喘的炎症反应除大气道受累外，外周气道也受累，且炎症反应较 CVA 重，引起气道狭窄的程度较重，且症状除了咳嗽外，还有喘息、呼吸困难。也有研究表明，CVA 患者长期气道炎症导致气道黏膜损伤，同时也导致上皮下咳嗽反射的感受器兴奋阈值降低，对各种刺激的敏感性增加，从而表现出顽固性咳嗽。

3. 临床表现

主要表现为刺激性干咳，夜间咳嗽为其重要特征，而白天相对较轻。感冒、冷空气、灰尘、油烟等容易诱发或加重咳嗽。咳嗽发作可能有季节性，以春秋季为多，部分患者有明确的哮喘家族史，自身有过敏性疾病史，如湿疹或过敏性皮炎等。

4. 诊断

对于有上述临床表现的患者，常规治疗感冒，以及抗生素治疗、镇咳治疗无效，而支气管扩张剂治疗有效，应高度怀疑 CVA 的诊断。肺通气功能和气道反应性检查是诊断 CVA 的关键，但应注意气道反应性高并不一定都是哮喘，某些呼吸道病毒、支原体、衣原体感染及气管、支气管结核所致咳嗽患者，在一定时间内也存在气道反应性增高，在诊断时需仔细鉴别。有学者建议行气道反应性检查时间不宜太早，至少咳嗽 2 周后再行检查为妥。

诊断标准：①慢性咳嗽，常伴有明显的夜间刺激性咳嗽；②支气管激发试验阳性，或呼气流量峰值日间变异率>10%，或支气管舒张试验阳性；③常规治疗感冒、抗生素治疗、镇咳药治疗无效，而支气管扩张剂、糖皮质激素治疗有效；④排除其他原因所致的咳嗽。

5. 治疗

CVA 治疗原则与支气管哮喘相同。常用的平喘药物，如 P2 受体激动药（吸入或口服）、茶碱类（口服或静脉滴注）、糖皮质激素（吸入或全身应用）等均有较好疗效。但治疗需个体化，对于间歇发作咳嗽的轻症患者，吸入短效 β_2 受体激动药(如沙丁胺醇、特布他林，每天 2~3 次)即可控制症状；对于每周发作超过 1 次的患者，则需要持续抗气道炎症治疗，如联合使用吸入性糖皮质激素和支气管扩张剂，且治疗时间大于 8 周。效果不佳者，可联合白三烯调节剂(如孟鲁司特)。对严重发作的咳嗽或顽固性咳嗽患者，可口服糖皮质激素(如泼尼松 10~20 mg/d，3~5 日)，之后改为吸入糖皮质激素。

CVA 经治疗大多预后良好，如不治疗有 1/3~1/2 患者会演变为典型哮喘。

(三)嗜酸性粒细胞性支气管炎

1. 定义

嗜酸性粒细胞性支气管炎(EB)由 Gibson 等 1989 年首先定义。是一种以气道嗜酸性粒细胞浸润为特征的非哮喘性支气管炎。患者肺功能正常，气道高反应性测定阴性，主要表现为慢性咳嗽，对糖皮质激素治疗反应良好。

2. 发病机制

EB 发病机制目前尚不清楚，有人认为 EB 的发病机制与哮喘类似，诱导痰法和支气管镜刷检都发现嗜酸性粒细胞增加，支气管肺泡灌洗液(bronchoalveolar lavage fluid，BALF)表现出与哮喘相似的白细胞介素-1(interleukin-1，IL-1)、粒细胞-巨噬细胞集落刺激因子(granulocyte macrophage-colony stimulating factor，GM-CSF)、Th2 基因表达。有研究发现，EB 虽然以嗜酸性粒细胞浸润为主，但嗜酸性粒细胞浸润的量、活性较哮喘轻，尚不致支气管平滑肌收缩。因此有人认为 EB 和哮喘本质也许一样，只是同一疾病的不同阶段。也有研究发现，虽然 EB 和哮喘都有嗜酸性粒细胞浸润，但 EB 患者嗜酸性粒细胞浸润主要部位在大中气道，而哮喘中大气道和外周气道嗜酸性粒细胞均明显增加。同时还有研究证明，EB 患者肥大细胞浸润主要在气道黏膜和黏膜下层，而哮喘气道平滑肌肥大细胞浸润数量明显增加。由于嗜酸性粒细胞和肥大细胞浸润部位不同而导致 EB 与哮喘临床表现不同，因此也有人认为 EB 是一个独立的疾病。至于 EB 会不会发展成为哮喘，目前尚无长期的观察报道，因此 EB 与哮喘的关系尚需进一步研究论证。

3. 临床表现

与咳嗽变异性哮喘相似，EB 主要表现为慢性刺激性咳嗽，咳嗽常为唯一临床症状，一般为干咳，偶尔咳少许黏痰，可在白天或夜间咳嗽。部分患者对油烟、灰尘、异味、冷空气等比较敏感，常为咳嗽的诱发因素。患者无喘息、气促等症状，肺通气功能及呼气流量峰值正常，气道反应性检查正常，但诱导痰法发现嗜酸性粒细胞比例增加。我国《咳嗽的诊断与治疗指南(2015)》规定痰细胞学检查嗜酸性粒细胞比例≥2.5%，

4. 诊断

EB 的临床表现缺乏特异性，与 CVA 临床表现类似，气道反应性检查和诱导痰法的嗜

酸性粒细胞比例测定是诊断关键，也是与 CVA 鉴别的关键。符合下列标准需考虑 EB 的诊断：①慢性咳嗽，多为刺激性干咳或伴少量黏痰；②胸部 X 线片正常；③肺通气功能正常，气道高反应性测定阴性，呼气流量峰值日间变异率正常；④痰细胞学检查嗜酸性粒细胞比例≥2.5%；⑤排除其他嗜酸性粒细胞增多性疾病；⑥支气管扩张剂治疗无效，口服或吸入糖皮质激素有效。

5. 治疗

通常采用吸入糖皮质激素治疗，丙酸倍氯米松(每次 250~500 μg)或等效剂量的其他糖皮质激素，每天 2 次，持续应用 4 周以上。推荐使用干粉吸入剂。初始治疗可联合应用泼尼松口服，每天 10~20 mg，持续 3~5 天。

大多 EB 患者对糖皮质激素治疗反应良好。有研究在患者治疗后观察 21 个月，发现大约 80% 以上的患者没有复发。国外报道少数 EB 患者可发展为慢性气道阻塞性疾病(哮喘样症状的 COPD)。

(四)胃食管反流性咳嗽

1. 定义

胃食管反流性咳嗽(GERC)是指因胃酸和其他胃内容物反流进入食管，导致以咳嗽为突出表现的临床综合征，它也是导致慢性咳嗽的常见病因。不同研究报道 GERC 占慢性咳嗽的 10%~40% 不等。

2. 发病机制

GERC 的发病机制主要有两个方面。一是食管-支气管反射，即反流的胃酸和胃内容物刺激食管黏膜感受器，反射性引起支气管痉挛和咳嗽。监测食管 24 小时 pH 发现 GERC 患者咳嗽与反流时间一致，咳嗽基本上在反流发生的 5 分钟内发生。另一方面是反流的胃酸和胃内容物直接刺激呼吸道黏膜咳嗽反射的感受器引起。当然这种反流量较少，一般不易察觉，可通过监测咽喉部 pH 发现反流的存在。

3. 临床表现

GERC 的临床表现主要表现为两方面，反流症状和咳嗽。反流症状如反酸、嗳气、胃灼热和胸骨后疼痛，这些反流症状可能以某个症状为主，并不都同时出现，且很多患者完全没有反流症状。咳嗽多为干咳，部分患者可有咳白色黏痰。因熟睡和卧位时食管下段括约肌处于收缩状态，而清醒和站立时，食管下段括约肌松弛，因此咳嗽在白天和体位变化时明显，进食容易诱发或加重。

4. 诊断

咳嗽患者如有反流症状或为进食后咳嗽、白天为主的咳嗽，要考虑 GERC 的可能。确定存在与咳嗽一致的胃食管反流是诊断的关键，临床上有胃镜检查、食管压力测定、食管闪烁扫描、食管 24 小时 pH 监测等手段，其中食管 24 小时 pH 监测最为有效。中华医学会呼吸分会对 GERC 提出了初步的诊断标准，具体如下：①慢性咳嗽，以白天咳嗽为主；②24 小时食管 pH 监测 Demeester 积分 ≥ 12.70，和（或）反流与咳嗽症状的相关概率（symptom association probability，SAP）≥ 75%；③排除 EB、CVA、UACS 等疾病引起的咳嗽；④抗反流治疗后咳嗽明显减轻或消失。虽然 24 小时食管 pH 监测是诊断的金指标，但由于该检查无法发现非酸性反流（弱酸和弱碱反流），故结果正常也不能完全排除 GERC。同时有反流存在，不一定就是咳嗽的原因，因此美国胸科医师学会（ACCP）规定只有抗反流治疗有效才能明确诊断。需要指出的是很多单位均不能监测食管 pH，对可疑者可进行经验性使用标准剂量质子泵抑制剂（如奥美拉唑 20~40 mg，2 次/天），诊断性治疗时间不少于 2 周，如抗反流治疗有效即可诊断 GERC。

5. 治疗

（1）调整生活方式。减肥，避免过饱和睡前进食，避免进食刺激性食物，避免饮用咖啡、茶、巧克力、可乐等饮料和饮酒，食物以高蛋白低脂肪为宜，不吸烟。

（2）药物。首选质子泵抑制剂（proton-pump inhibitor，PPI），尤其是新一代的 PPI，如埃索美拉唑镁、雷贝拉唑等，有资料显示联合使用促胃动力药效果更佳，建议需餐前半小时或 1 小时服用。药物治疗起效时间较慢，一般需 2~4 周方可起效，治疗疗程至少 8 周。

（3）手术治疗。经充分药物治疗无效、咳嗽严重影响患者生活质量，且确诊为 GERC 的患者可考虑手术治疗。手术目的主要是改善食管下段括约肌功能，从而减少反流发生。国外研究表明有 76% 的患者手术后咳嗽症状明显改善。

（五）其他慢性咳嗽的病因及诊治

1. 变应性咳嗽

临床上某些慢性咳嗽患者，具有一些特应性，抗组胺药物及糖皮质激素治疗有效，但不能诊断为哮喘、变应性鼻炎或嗜酸性粒细胞性支气管炎，将此类咳嗽定义为变应性咳嗽。其与变应性咽喉炎、嗜酸性粒细胞性支气管炎、感染后咳嗽的关系及异同有待进一步明确。临床表现为刺激性干咳，多为阵发性咳嗽，油烟、灰尘、冷空气、讲话等容易诱发咳嗽，常伴有咽喉发痒。通气功能正常，诱导痰细胞法检查嗜酸性粒细胞比例不高。诊断标准：a. 慢性咳嗽。b. 肺通气功能正常，气道高反应性测定阴性。c. 具有下列适应证之一：①过敏物质接触史；②变应原皮试阳性；③血清总 IgE 或特异性 IgE 增高；④咳嗽敏感性增高；d. 排除 CVA、EB、PNDS 等其他原因引起的慢性咳嗽；e. 抗组胺药物和（或）糖皮质激素治疗有效。抗组胺药物治疗有一定效果，必要时加用吸入或短期（3~5 天）口服糖皮质激素。

2. 感染后咳嗽（post infections cough，PIC）

感染后咳嗽，旧称感冒后咳嗽，是指呼吸道感染后，感冒症状消失但仍持续的咳嗽。是亚急性咳嗽的最常见原因，但也有部分患者可能持续咳嗽 8 周以上，成为慢性咳嗽。患者多表现为刺激性干咳或咳少量白色黏液痰，夜间更重，接触冷空气、刺激性气体可加重，胸部 X 线片正常。咳嗽多呈自限性，大多患者都能自行缓解。感染后咳嗽诊断无特异标准，我国《咳嗽的诊断与治疗指南》未提出具体诊断标准，日本对感染后咳嗽诊断标准如下：①感冒症状消失后持续咳嗽；②胸部 X 线片无明显异常；③用力肺活量、第一秒用力呼气量占用力肺活量百分率正常；④无慢性呼吸系统疾病的既往史；⑤排除其他原因引起的慢性咳嗽。感染后咳嗽使用抗菌药物治疗无效，一些慢性迁延性咳嗽可以短期应用中枢性镇咳药、抗组胺 H，受体拮抗药等。对少数顽固性重症感染后咳嗽患者，在一般治疗无效的情况下，可短期试用吸入或者口服糖皮质激素治疗，如 10~20 mg 泼尼松 3~7 天。

3. 支气管结核（bronchial tuberculosis，BTB）

多数 BTB 患者合并肺结核，但临床上也有部分患者以咳嗽为唯一表现，无明显结核病中毒症状。胸部 X 线片检查无明显异常改变，临床医生容易误诊和漏诊。为引起临床医务工作者重视，减少 BTB 误诊和漏诊，2009 年《咳嗽的诊断与治疗指南》也首次将其列入慢性咳嗽病因。

对怀疑 BTB 的患者首先进行痰涂片找抗酸杆菌，部分患者结核分枝杆菌培养可阳性，痰液中查到结核分枝杆菌即可确诊。胸部 X 线片的直接征象不多，可发现气管、主支气管的管壁增厚、狭窄或阻塞等病变，但诊断价值不大。CT 特别是高分辨率 CT 显示支气管病变征象较 X 线胸片更为敏感，尤其能显示叶以下支气管的病变。纤维支气管镜（纤支镜）检查是确诊 BTB 的主要手段，镜下常规刷检和组织活检阳性率高。根据支气管镜下改变，我国学者将 BTB 分为 5 型，即炎症浸润型、溃疡坏死型、肉芽增生型、瘢痕狭窄型、管壁软化型，前 3 型常为活动性结核。BTB 的治疗原则如下。

（1）药物治疗。有刺激性慢性咳嗽的支气管结核多为活动性，要求正规的全身抗结核治疗，且治疗疗程要求达 12 个月以上。由于支气管血液供应的特点、支气管病变部位黏膜组织的破坏及纤维增生，药物难以渗入到病变部位，所以以单纯口服药物临床起效常较慢。一般认为，气道内给药能使药物直接作用于病灶区域，局部药物浓度大大超过血药浓度，能有效地起到杀菌、抑菌效果。国内外的研究结果均显示，通过气道局部给予抗结核药物，可以加快清除痰液中的结核分枝杆菌，促进病灶吸收。部分研究结果还显示，气道内给药可以减少气道狭窄的发生，但目前尚缺乏前瞻性、多中心、随机对照研究的依据。因此，气道内局部给药方法治疗 BTB 仍属经验性治疗方法。

（2）支气管腔内介入治疗。在抗结核药物治疗的基础上，配合支气管镜下的腔内介入治疗，不仅可以提高 BTB 的治愈率，减少 BTB 所致的各种并发症和后遗症，最大限度地保留患者的肺功能，同时还能有效地解决一些传统药物治疗无法解决的问题，如阻塞性肺不张、气道瘢痕性狭窄等。不同类型 BTB 所选用的介入治疗技术以及干预的时机亦不尽相同。

1）炎症浸润型：黏膜主要表现为充血、水肿，管腔尽管有轻度狭窄，但引流多无明显障碍，腔内介入治疗的方法主要是间断性应用支气管镜清除气道分泌物，同时配合局部应用敏感的抗结核药物，以控制结核分枝杆菌感染，减轻局部的炎症反应，促进病变的愈合。

2）溃疡坏死型：此时气道处于结核性损伤的明显期，病变处的气道黏膜出现坏死并形成溃疡。局部黏膜组织充血、水肿，溃疡表面多有干酪样坏死组织所覆盖，加上局部黏液栓的形成，易导致远端肺不张。通常采用介入治疗方法：①间断性应用支气管镜清除气道内的黏液栓及干酪样坏死组织，以恢复气道的通畅。对于活检钳难以清除的坏死组织，可采用冷冻、热烧灼等方法将坏死组织彻底清除。以往的经验表明，与热烧灼法相比，冷冻治疗所引起的局部炎症反应相对较轻，可作为优先选择。对于病变范围广泛且伴有明显气道狭窄的患者，可配合间断性的球囊扩张，以恢复并保持气道通畅。②在完成上述腔内介入治疗操作后，通常再给予抗结核药物局部灌注治疗，以控制 BTB 感染，减轻局部炎症反应，促进病变的愈合。③此期 BTB 所致的气道狭窄，若确需要支架植入，为防止支架植入后再狭窄的发生，宜选择可以方便取出的硅酮支架或金属覆膜支架。金属网眼裸支架植入属于禁忌。

3）肉芽增生型：此时气道的结核性病变处于由损伤向修复阶段转化期，黏膜的溃疡坏死面逐渐愈合，取而代之的是增生的肉芽组织，并可导致管腔狭窄。此型 BTB 可选用的介入治疗方法：①对过度增生的肉芽组织可采用冷冻、热烧灼的方法予以清除；②对于病变范围广且明显管腔狭窄者，可适时选择腔内球囊扩张，以保持气道的开放状态；③在完成上述腔内介入治疗操作后，通常可再给予抗结核药物局部注射治疗，以控制结核菌感染，减轻局部炎症反应，促进病变愈合。

瘢痕狭窄型和管壁软化型 BTB 为非活动性结核，一般不引起慢性刺激性咳嗽，其腔内介入治疗就不再赘述。

需要特别强调的是，支气管镜引导下的各种腔内介入治疗是 BTB 治疗的重要手段，但应该注意这一操作可潜在性地引起 BTB 的播散，故支气管腔内介入治疗必须在充分抗结核治疗的基础上进行。

4. 血管紧张素转换酶抑制剂（angiotensin-converting enzyme inhibitor，ACEI）诱发的咳嗽

ACEI 类降压药如卡托普利、依那普利、赖诺普利等引起咳嗽的发生率达 5%～20%。此类型的咳嗽好发于女性，常在服药后 1 周至 6 个月后出现咳嗽，表现为刺激性干咳，个别患者有少量白色黏液痰，停药后 14 日至 3 个月可自行消失。再次服用或更换另一种 ACEI 类药物还会引起咳嗽。

通过停用 ACEI 类药物咳嗽减轻或消失，再次服用又出现咳嗽即可确诊。一旦考虑是 ACEI 诱发的咳嗽，就应停用 ACEI 类药物。使用中枢性镇咳剂治疗无效，吲哚美辛可治疗 ACEI 引起的咳嗽。

5. 心因性咳嗽

由患者严重的心理问题或有意清嗓引起。儿童相对常见，在儿童 1 个月以上咳嗽病因中占 3%~10%，典型表现为日间咳嗽，专注于某一事物及夜间休息时咳嗽消失，常伴随焦虑症状。心因性咳嗽的诊断是排他性诊断。儿童主要治疗方法是暗示疗法，可以短期应用止咳药物辅助治疗。对年龄大的患者可辅以心理咨询或精神干预治疗，适当应用抗焦虑药物。

6. 慢性咳嗽高敏综合征

部分慢性咳嗽患者在进行了全面检查、治疗之后，病因仍无法明确。既往将这一类咳嗽归为不明原因慢性咳嗽。有学者在 2010 年提出慢性咳嗽高敏综合征（chronic cough hypersensitivity syndrome，CCHS）的概念，CCHS 是指咳嗽敏感性增高，对外界刺激（化学物、机械、温度等）敏感。它是以咳嗽为主要表现的呼吸综合征，并可被由红辣椒提取的辣椒素（capsaicin）诱发。中年女性多见，常以上呼吸道感染作为起病的首发因素，主要表现为慢性刺激性干咳，伴咽痒或异物感，对油烟、灰尘、异味及冷空气敏感，目前的常规治疗无效。治疗以降低咳嗽反射敏感性为目的，神经调节因子类药物加巴喷丁治疗有效，其他药物如阿米替林、巴氯芬、卡马西平、普瑞巴林等亦可选用。非药物治疗手段——咳嗽抑制性治疗（cough suppression therapy，CST）有一定效果。

慢性咳嗽的原因还有慢性支气管炎、支气管扩张等，在这里就不再赘述。

（六）慢性咳嗽病因诊断程序

慢性咳嗽诊断时要重视病史，根据病史选择有关检查，由简单到复杂。先检查常见病，后检查少见病。诊断和治疗两者应同步或顺序进行。如前者条件不具备时，根据临床特征进行经验性治疗，并根据治疗反应确定咳嗽病因，治疗无效时再选择有关检查。

但需注意，经验性治疗并非对症治疗，应尽量避免单纯应用镇咳药物。可使用覆盖范围较广、价格适中的复方制剂进行经验性治疗，如美敏伪麻溶液、复方甲氧那明等。但经验性治疗要有时间限制，对 UACS、CVA 和 EB，一般先治疗 1 周；GERC 一般先治疗 2~4 周。有效则切换到相应病因的标准疗法，无效则针对其他常见病因治疗。仍无效时，需进一步检查以免误诊与漏诊。

慢性咳嗽的诊断程序如图 1-1 所示。

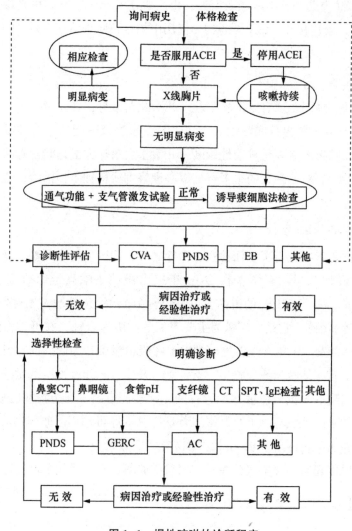

图 1-1　慢性咳嗽的诊断程序

注：AC—过敏性咳嗽；SPT—皮肤点刺试验。

（七）常用的镇咳祛痰药物

虽然咳嗽最重要的是病因治疗，但强烈的咳嗽往往影响生活质量，所以止咳的对症治疗也很重要。但咳嗽分为干咳和湿咳，干咳患者可用镇咳药，有痰的(湿咳)患者应用祛痰药。

1. 镇咳药

镇咳药根据作用机制分中枢性和外周性两大类。

中枢性镇咳药的作用机制是抑制延髓中枢，根据其是否具有成瘾性和麻醉作用又可分为依赖性和非依赖性镇咳药。前者的代表药物是可待因和福尔可定，适用于各种原因所致的剧烈干咳和刺激性咳嗽，尤其伴有胸痛的咳嗽。但由于具有成瘾性，只能短暂使用。非依赖性镇咳药的代表药是右美沙芬和喷托维林，该类药物镇咳作用与可待因相似，但更安全，对呼吸中枢无抑制作用，也无成瘾性。

外周性镇咳药主要通过抑制咳嗽反射弧中的某一环节而起到镇咳作用。这类药物包括局部麻醉药和黏膜防护药，代表药物有那可丁、苯丙哌林、莫吉司坦等。

目前正在进行研究的镇咳药物有作用于中枢位点的药物，如选择性阿片受体激动药和γ-氨基丁酸(γ-arrunobutyric acid，γ-GABA)激动药；作用于外周位点的药物，如瞬时受体电位香草素 1 型受体(transient receptor potential vanilloid-1，TRPVl)拮抗药、速激肽受体拮抗药和钾通道开放药等。但这些药物的研究都还停留在动物研究阶段，距离临床应用还有一段距离。

2. 祛痰药　常见的祛痰药物及其机制如下。

(1)愈创木酚甘油醚。增加分泌物的排出量，降低黏滞度，此外有一定的舒张支气管的作用。

(2)氨溴索和溴己新。破坏类黏蛋白的酸性黏多糖结构，使分泌物黏滞度下降，还可促进纤毛运动和增强抗生素在呼吸道的浓度。氨溴索用法为每次 30 mg，每日 3 次。溴己新用法为每次 8~16 mg，每日 3 次。

(3)桃金娘油(稀化粘素)：桃金娘科树叶的标准提取物，能促进气道和鼻窦黏膜纤毛运动。用法为 0.3~0.6 g，每日 3 次。

(4)乙酰半胱氨酸。可使黏液糖蛋白多肽链的硫键断裂，降低痰液的黏滞度。用法为每次 200 mg，每日 2~3 次。

(5)羧甲司坦。可使黏蛋白的二硫键断裂，降低分泌物黏滞度。用法为每次 0.5 g，每日 3 次。厄多司坦是其前体药物，口服经代谢产生 3 个含有游离巯基的代谢产物而发挥药理作用。每次口服 300 mg，每日 2 次。

痰多的患者，应主张其多饮水，只有在气道相对湿化的情况下，痰液才更容易排出。联合应用支气管扩张剂可提高部分患者的咳嗽清除能力。

第三节　特发性间质性肺炎的诊断与治疗

特发性间质性肺炎(idiopathic interstitial pneumonia，IIP)是间质性肺疾病(interstitial lung disease，ILD)或弥漫性实质性肺疾病(DPLD)疾病谱的一组疾病。IIP 不同病理类型临床表现和预后差异很大，治疗方案也各不相同。

一、概述

(一)特发性间质性肺炎的分类

1969 年，病理学家 Liebow 首次提出了 IIP 的分类，包括普通型间质性肺炎(usual interstitial pneumonia，UIP)、闭塞性细支气管炎、间质性肺炎、脱屑性间质性肺炎 (desquamative interstitial pneumonia，DIP)、淋巴细胞性间质性肺炎(lymphocytic interstitial pneumonia，LIP)和巨细胞性间质性肺炎(giant cell interstitial pneumonia，GIP)5 种类型。但随后的研究证实巨细胞性间质性肺炎属于重金属所致职业性尘肺，故将 GIP 从此组疾病中剔除。

1997 年，Katzenstein 提出的分类方法成为新的代表，该分类包括 UIP、非特异性间质性肺炎(non--pecific interstitial pueumonia，NSIP)、脱屑性间质性肺炎/呼吸性细支气管炎间质性肺病(DIP/respiratory bronchiolitis interstitial lung disease，RB-ILD)和急性间质性肺炎 (acute interstitial pneumonia，AIP)4 种类型。新的分类将 AIP 和 NSIP 视为独立的类型。但 Katzenstein 认为 LIP 是淋巴组织增生性疾病，BIP 的病变并非位于肺间质，所以未将其归为 IIP。

2002 年 ATS 和 ERS 发表了关于 IIP 分类的国际多学科专家共识。此共识将 IIP 分为 UIP、NSIP、隐源性机化性肺炎(cryptogenic organizing pneumonla，COP)、弥漫性肺泡损伤 (diffuse alveolar damage，DAD)、RB-ILD、DIP、LIP 7 种临床病理类型，并对各型临床、影像学及病理特征进行了详尽描述，强调了临床-影像-病理多学科讨论是诊断 IIP 的"金标准"(表 1-3)。

表 1-3　特发性间质性肺炎的分类(2002 年)

临床诊断	相应病理类型
特发性肺纤维化(IPF)	普通型间质性肺炎(UIP)
非特异性间质性肺炎(NSIP)	非特异性间质性肺炎(NSIP)
隐源性机化性肺炎(COP)	机化性肺炎(OP)
急性间质性肺炎(AIP)	弥漫性肺泡损伤(DAD)
呼吸性细支气管炎间质性肺病(RB-ILD)	呼吸性细支气管炎(RB)
脱屑性间质性肺炎(DIP)	脱屑性间质性肺炎(DIP)
淋巴细胞性间质性肺炎(LIP)	淋巴细胞性间质性肺炎(LIP)

2013 年 ATS/ERS 对 2002 年的 IIP 专家共识进行了更新和补充，将 IIP 分为三大类：①主要的特发性间质性肺炎；②少见的特发性间质性肺炎；③未能分类的特发性间质性肺炎(表 1-4)。修订的共识除对 IIP 病理类型进行了归纳、补充，还提出了临床分类方案，

根据 nP 疾病行为学特征将其分为 5 组，并针对不同的临床组别制定了不同治疗目标和监测策略（表1-5）。

表1-4 特发性间质性肺炎的分类（2013年）

临床-影像-病理诊断	相应影像和（或）组织病理形态学类型
主要的 IIPs	
慢性纤维化性 IP	
特发性肺纤维化（IPF）	普通型间质性肺炎（UIP）
特发性非特异性间质性肺炎（iNSIP）	非特异性间质性肺炎（NSIP）
吸烟相关性 IP	
呼吸性细支气管炎伴间质性肺病（RB-ILD）	呼吸性细支气管炎（RB）
脱屑性间质性肺炎（DIP）	脱屑性间质性肺炎（DIP）
急性/亚急性 IP	
隐源性机化性肺炎（COP）	机化性肺炎（OP）
急性间质性肺炎（AIP）	弥漫性肺泡损伤（DAD）
罕见的 IIPs	
淋巴细胞性间质性肺炎（iLIP）	淋巴细胞性间质性肺炎（LIP）
特发性胸膜肺实质弹力纤维增生症（iPPFE）	胸膜肺实质弹力纤维增生症（PPFF）
未分类的 IIPs	

表1-5 不同临床组别的特发性间质性肺炎治疗目标和监测策略（2013年）

临床行为	治疗目的	监测策略
可逆性或自限性疾病（如呼吸性细支气管炎间质性肺病）	去除可能的原因	短期（3~6个月）观察，以判断疾病进展
伴有进展危险因素的可逆性疾病（如非特异性间质性肺炎、脱屑性间质性肺炎、隐源性机化性肺炎）	短期观察证实治疗有效，长期合理治疗	长期观察，保证治疗效果满意
伴有部分残留的稳定病变（如某些纤维化型非特异性间质性肺炎）	维持目前状态	长期观察评估疾病病程
具有潜在稳定，但可能进展的不可逆性疾病（如某些纤维化型非特异性间质性肺炎）	预防进展	长期观察评估疾病病程
即使积极治疗，仍呈不可逆进行性进展的疾病（如特发性肺纤维化、某些纤维化型非特异性间质性肺炎）	延缓疾病进展	长期观察评估疾病进程，判断是否需肺移植或有效的辅助治疗方法

（二）特发性间质性肺炎的诊断

IIP 的正确诊断依赖于诊断者的经验和完整的病例资料，近年来强调的多学科讨论的诊断方法使得 IIP 的诊断更为可靠。多学科讨论需呼吸科、放射科医生，必要时还需病理科医生共同参与，讨论必须结合患者的临床表现、职业暴露史、吸烟史、合并症、肺功能以及实验室检查结果等临床资料和影像学资料。

二、特发性肺纤维化

特发性肺纤维化(idiopathic pulmonary fibrosis，IPF)是一种病因不明，慢性、进行性的纤维化型间质性肺炎。病变局限于肺，以进行性加重的呼吸困难为主要表现，伴限制性通气功能障碍和气体交换障碍，导致低氧血症甚至呼吸衰竭。组织学和胸部 HRCT 特征性表现为普通型间质性肺炎(UIP)。IPF 好发于中老年男性。

其中，临床中有约 4.1% 的 IPF 患者可在疾病相对稳定的过程中短期内突发急性呼吸功能恶化，称为特发性肺纤维化急性加重(acute exacerbation-IPF，AE-IPF)。

(一)流行病学

IPF 是临床最常见的一种特发性间质性肺炎，其发病率呈现上升趋势。美国 IPF 的患病率和年发病率分别是(14~42.7) 110 万和(6.8~16.3)/10 万。前瞻性临床试验及回顾性队列研究显示 AE-IPF 的年发生率为 13~20/10 万。

目前为止，我国缺乏相应的 IPF 和 AE-IPF 的流行病学资料，但是临床实践中发现近年来 IPF 病例呈明显增多的趋势。

(二)病理改变

UIP 是 IPF 的特征性病理改变类型。

1. 大体标本

UIP 患者肺组织体积缩小、重量增加、质地较硬、胸膜有局灶性瘢痕形成。切面可见肺斑片状实变，部位以下叶周边部和胸膜下为重，病变程度不一，严重受累处常形成"蜂窝肺"样改变。

2. 组织学特征

UIP 的组织学特征是病变呈斑片状分布，主要累及胸膜下肺外周的肺腺泡或小叶。低倍镜下病变呈时相不一，本质是纤维化，表现为纤维化、蜂窝状改变、间质性炎症和正常肺组织并存，有结构变形、致密的纤维瘢痕区伴散在的成纤维细胞灶。

(三)病因和发病机制

1. IPF

迄今有关 IPF 的病因尚不清楚。危险因素包括吸烟、环境暴露(如金属粉尘、木尘等）、病毒感染。IPF 常合并胃食管反流，提示胃食管反流导致的微小吸入可能与 IPF 发病有关，但是二者之间的因果关系还不十分清楚。家族性 IPF 病例的报道提示 IPF 存在一定的遗传易感性，但是还没有特定的遗传基因被证实。

起初认为 IPF 的病因是慢性炎症，但现在该观点已被否定。其他如氧化应激、Th1/Th2 平衡失调、成纤维细胞过度增生等研究相继开展，但在临床实际药物验证中，都陆续被否定。目前认为 IPF 起源于肺泡上皮反复发生微小损伤后的异常修复。在已知或未知的遗传/环境因素的多重持续损伤下，受损的肺上皮细胞启动"重编程"，导致细胞自噬减少、凋亡增加、上皮再生修复不足、残存的细胞发生间充质样转化。肺上皮呈现促纤维化表型，大量分泌促纤维化因子，形成促纤维化微环境，使成纤维细胞活化转变为肌成纤维细胞。这会产生过量的细胞外基质沉积，导致纤维瘢痕与蜂窝状囊形成、肺结构破坏和功能丧失。

2. AE-IPF

有关 AE-IPF 的病因和发生机制也尚未明确。研究显示，可能导致或诱发 AE-IPF 的触发因素有以下几点。

（1）感染。病毒或细菌感染可能是 AE-IPF 的始发因素。研究发现 AE-IPF 患者的支气管肺泡灌洗液（BALF）中的细菌负荷明显高于稳定期患者。在动物模型中发现病毒感染参与了 IPF 急性加重的过程。

（2）胃内容物微量误吸。研究发现 AE-IPF 患者 BALF 中胃蛋白酶的含量显著高于稳定期患者，抑酸药物的使用可延缓 IPF 患者用力肺活量下降和减少 AE-IPF 的发生风险，提示胃食管反流导致的微量误吸可能引起 AE-IPF 发生。

（3）胸部及气体外科手术和操作。回顾性研究显示，经支气管肺泡灌洗（BAL）和经支气管镜肺活检（TBLB）、胸部手术及非胸部手术均可能导致 AE-IPF 发生。高浓度氧疗和机械通气治疗下容积伤或气压伤也可能与 AE-IPF 有关。

（4）基础肺功能。稳定期 IPF 患者肺功能指标——FVC、一氧化碳弥散量和 6MWD 较差。进展性肺纤维化患者，病情急性加重的概率明显增加。

（5）空气污染。空气污染会导致 IPF 患者体内活性氧类的产生，当其含量超过肺组织承受能力时，则出现肺组织的损伤。由于 IPF 患者体内本身抗氧化能力下降，因此 IPF 患者更容易受到空气污染的影响，导致 AE-IPF 的发生。

（6）其他。如肺动脉高压、冠状动脉疾病，以及体重指数升高、接受免疫抑制剂治疗等也可能导致 AE-IPF 的发生。

（四）临床表现

IPF 发病年龄多在 50 岁以后，隐匿起病，主要表现为慢性活动后呼吸困难、进行性加重，伴干咳。90%的患者可在两肺底闻及吸气末爆裂音（Velcro 啰音），约半数患者可见杵状指。终末期可出现明显发干、肺动脉高压及右心功能不全征象。

（五）辅助检查

1. 胸部 HRCT

胸部 HRCT 是 IPF 诊断的必要手段，准确性高于 90%，可替代外科肺活检。胸部 HRCT 显示出 UIP 的特征性表现为主要分布在胸膜下、基底部的明显的网格，伴有蜂窝样变，伴或不伴牵拉性支气管扩张。ATS/ERS/JRS/ALAT 临床实践指南更新并使用 4 种诊断分型来描述 UIP 的胸部 HRCT：①UIP 型；②很可能 UIP 型；③不确定 UIP 型；④其他诊断（表 1-6）。

表 16　UIP 的胸部 HRCT 表现的 4 种诊断分型（2018 年）

UIP 型	很可能 UIP 型	不确定 UIP 型	其他诊断
主要分布于胸膜下和肺底部，分布往往是异质的	主要分布于胸膜下和肺底部，分布往往是异质的	主要分布于胸膜下和肺底部	结果提示另一种诊断
呈蜂窝状，有或无外周牵拉性支气管扩张或支气管扩张	网状，伴外周牵拉性支气管扩张或支气管扩张 可能有轻度 GGO	致密网状结构，可能有轻度 GGO 或变形（早期 UIP 特征）	1. CT 特征囊肿；显著的马赛克衰减；主要 GGO；丰富的微结节；小叶中央结节；结节；实变 2. 主要分布于支气管周围血管、外淋巴、上肺或中肺 3. 其他。有胸膜斑块，考虑石棉肺；有食管扩张，考虑 CTD；有锁骨远端侵蚀，考虑 RA；有广泛淋巴结肿大，考虑其他病因；有胸腔积液、胸膜增厚，考虑 CTD/药物因素

注：GGO，磨玻璃样影；CTD，结缔组织病

2. 肺功能

主要表现为限制性通气功能障碍、弥散量降低伴低氧血症或 I 型呼吸衰竭。早期静息状态肺功能可以正常或接近正常，但运动状态肺功能表现出肺泡-动脉血氧分压差增加和氧分压降低。

3. 血液化验和 BALF

IPF 患者血液涎液化糖链抗原-6（krebs von den Lungen-6，KL-6）增高，红细胞沉降率（ESR）、抗核、抗体和类风湿因子可轻度增高，但无特异性。BALF 细胞分析多表现为中性粒细胞和（或）嗜酸性粒细胞的增加，BALF 对于 IPF 的诊断没有意义。虽然血液化验和 BALF 监测对 IPF 的诊断价值有限，但某些生物标志物对判断疾病进展风险、预后等有一定意义。有研究显示肺功能的迅速下降以及生存率的下降可能与血清中高水平的表面活性

蛋白 A（surfactant protein-A，SP-A）、表面活性蛋白 D（SP-D）、KL-6、CC 类趋化因子配体-18（CC chemokine ligand，CCL-18）及基质金属蛋白酶-7（matrix metalloproteinase，MMP-7）等相关。此外，尽管有研究发现 IPF 患者血清中 SP-A 和 SP-D 蛋白水平及 DNA 含量显著高于 NSIP、COP 和胶原血管病继发间质性肺炎（collagen vascular disease-related interstitial pneumonia，CVD-IP）患者，也有研究表明 IPF 和 NSIP 患者的 BALF 分别表现为 Th2 反应和 Th1 优势，但因目前研究并不充足，指南并不推荐用血清生物标志物来区分 IPF 和其他 ILD。

4. 肺活检

对于 HRCT 上不典型的 UIP 改变、诊断不清楚、无手术禁忌的患者需考虑活检。SLB 是目前的金标准，SLB 主要包括电视辅助下胸腔镜肺活检或开胸肺活检。TBCB 在某些研究中显示对 ILD 有较高的诊断率和较好的安全性，但尚缺乏大样本、前瞻性、多中心的临床研究数据，安全性也需进一步评估。TBLB 和经皮穿刺肺活检获取标本体积小，不能满足 UIP 病理诊断需求，通常不采用。活检过程推荐对照胸部 HRCT，多肺叶、多部位取材，一般需要 2~3 个部位，选取中度及轻度病变区域或磨玻璃影部位。

（六）诊断

在诊断方法上，目前胸部 HRCT 的地位尤为重要。

1. IPF 的诊断标准

①除外其他已知导致 ILD 的原因（如家庭和职业环境暴露、结缔组织病、药物中毒），同时符合②或③；②HRCT 表现为 UIP 型；③对取得肺组织活检标本的患者，则需要同时符合特定的 HRCT 表现和肺部组织病理学表现时才能诊断 IPF。肺活检病理表现为 UIP 型，而 HRCT 为非典型的 UIP 表现时（如广泛的磨玻璃影、结节影或马赛克征），通过多学科讨论后，仍有部分病例可诊断为 IPF。

2. AE-IPF 的诊断标准

①既往或当前诊断为 IPF；②通常在 1 个月内发生呼吸困难急性恶化或进展；③胸部 HRCT 表现为在原来网状阴影或蜂窝影等 UIP 型表现背景上新出现双肺弥漫性磨玻璃影和（或）实变影；④排除心力衰竭或液体负荷过重。需注意的是，对于典型 AE-IPF，发病的时间窗设定为 1 个月。如果临床医生认为符合急性加重，但病情发生在时间窗之外，亦可诊断为 AE-IPF。

将来，随着不断探索，基因检测、生物标志物及分子免疫学等研究也将为 IPF 的诊断提供非常重要的线索。

（七）治疗

IPF 不可治愈，治疗目的是延缓疾病进展、改善生活质量、延长生存期。

1. 抗纤维化药物治疗

循证医学证据证明吡非尼酮(pirfenidone)和尼达尼布(nintedanib)能够对细胞增殖和某些细胞因子发挥抑制作用，可以减慢 IPF 患者肺功能下降。吡非尼酮是一种多效性的吡啶类化合物，具有抗炎、抗纤维化和抗氧化特性。尼达尼布是一种小分子多靶点酪氨酸激酶抑制剂，靶向针对成纤维细胞生长因子受体-1(FGFR-1)、FGFR-2、FGFR-3 血小板源性生长因子受体-α(PDGFR-α,)、PDGFR-β、血管内皮生长因子受体-1(VEGFR-1) VEGFR-2、VEGFR-3、Src、Lyn、Lck、Flt-3 及集落刺激因子-1 受体(colony simulation factor-1 receptor, CSFIR)，通过与这些酪氨酸激酶胞内 ATP 位点结合，从而抑制细胞内信号转导的激活。

高剂量 N-乙酰半胱氨酸(1 800 mg/d)具有抗氧化，进而抗纤维化的作用，可用于部分 IPF 患者。目前国内外也都有一些新的药物在开发，包括一些抗体、小分子化合物等，但可能需要进一步的验证。

同时需注意，指南明确指出强烈反对华法林、安立生坦、伊马替尼及 N-乙酰半胱氨酸+硫唑嘌呤+泼尼松用于 IPF 的治疗。

2. 非药物治疗

非药物治疗包括戒烟、氧疗、肺康复、肺移植等。肺移植是目前 IPF 最有效的治疗方法，合适的患者应积极推荐进行肺移植。但一般不推荐使用机械通气治疗 IPF 所致的呼吸衰竭。

3. AE-IPF 的治疗

(1)对症支持治疗。根据现有的研究结果推荐氧疗、防控感染等对症支持治疗作为 AE-IPF 的主要治疗手段，以缓解低氧血症和减轻呼吸急促和咳嗽等症状，包括：①氧疗，如经鼻导管、面罩或高流量吸氧；②预防深静脉血栓，如穿弹力袜、间断性使用双下肢气压泵和低分子量肝素等；③机械通气，常规不推荐有创机械通气，可使用无创机械通气。对于满足肺移植标准的 AE-IPF 患者，可采用单独机械通气或联合体外膜式氧合(extracoporeal membrane oxygenation，ECMO)方案促进 AE-IPF 患者顺利过渡到肺移植。

(2)药物治疗。包括激素治疗、抗感染治疗、抗纤维化治疗以及抑酸治疗等。由于 AE-IPF 病情严重、病死率高，临床上仍然应用激素冲击或高剂量激素治疗，但激素的剂量、使用途径和疗程尚没有形成一致的意见。

(3)肺移植。

(4)姑息性治疗。对于部分患者，明确治疗目标，在充分医患沟通的前提下遵患方意愿，可采取镇静、无创通气来减轻呼吸困难，阿片类止咳药物来减轻痛苦等。

4. 其他

包括合并症治疗、疾病的监测以及患者教育和自我管理等。

（八）自然病程及预后

IPF 患者对糖皮质激素治疗无效。AE-IPF 是影响 IPF 预后和导致 IPF 患者死亡的一个重要原因。AE-IPF 预后极差，其中位生存期仅 3~4 个月，急性加重发生后住院期间病死率为 55%~80%，初次发生急性加重后存活的患者，随后半年的病死率可达 90% 以上。由于缺乏有效的治疗措施，因此针对 AE-IPF 可能的诱发因素进行预防非常重要。

三、特发性非特异性间质性肺炎

特发性非特异性间质性肺炎（idiopathic nonspecific interstitial pneumonia，iNSIP）是一种慢性的 ILD，是 IIP 中的第二常见类型，表现为由炎症或纤维化引起的肺泡壁均匀增厚，呼吸困难、咳嗽为最常见症状，组织学和（或）胸部 HRCT 特征性表现为非特异性间质性肺炎（NSIP）。

（一）流行病学

iNSIP 起病多呈亚急性，少数为隐袭发病，病程长。患者以中老年为主，平均年龄约为 50 岁，也可发生于儿童，无明显性别差异，女性稍多于男性。此病与吸烟无明显关系。患病率和发病率尚无确切数据，患病率估测为 1/10 万~9/10 万。

（二）病理改变

不同于 IPF 有临床诊断标准，iNSIP 的确诊需要病理学（冷冻活检/外科肺活检），活检标本应多肺叶采集。

1. 大体标本

iNSIP 患者肺组织体积缩小、重量增加、质地较硬，患者胸膜增厚。全肺切面呈弥漫性灰白色实变，病变轻者灰白和灰红色交杂。病变以双肺下叶周边部和胸膜下为重，一般不见蜂窝肺改变。

2. 组织学特点

iNSIP 的肺组织学特征主要表现为：①肺间质不同程度的肺泡壁炎症和纤维化，肺泡隔以淋巴细胞和浆细胞浸润为主；②纤维化改变均一，病变分布均一（空间均一性），且表现为同一阶段（时间均一性）；③成纤维细胞灶罕见或没有。

根据病灶成分的差别，将 iNSIP 组织学类型分为两类；①细胞型，肺泡间隔增宽，间质轻、中度炎细胞浸润，主要为小淋巴细胞，偶见浆细胞。病变呈片状或弥漫分布。淋巴细胞在间质聚集、生发中心形成。Ⅱ型肺泡细胞增生。有些病例有灶性机化性肺炎改变，但在整个病变中，它占的比例很小。②纤维化型，间质纤维化（致密或疏松），病变时相一致，经常保留肺结构，缺乏 UIP 的新老病变并存的特征。有轻度、中度炎细胞浸润，主要为淋巴细胞、浆细胞。在大约 20% 的病例中可以找到成纤维细胞灶，但数量较少。大多数 iNSIP 病例为纤维化型，少部分病例表现为富细胞型。

（三）临床表现

呼吸困难、咳嗽为 iNSIP 患者最常见的症状，几乎半数患者有体重减轻，少数患者有全身症状如发热、乏力。10%~35% 的 iNSIP 患者有杵状指。肺部可闻及爆裂音，起初以双下肺为著，但可能逐渐进展。某些患者可闻及吸气性哮鸣音。合并结缔组织病的患者有结缔组织病相应表现。

（四）辅助检查

1. 影像学

iNSIP 在影像学上表现 NSIP，不具有 UIP、过敏性肺炎和 COP 等疾病的表现。iNSIP 患者最常见的 HRCT 异常表现为双肺模糊影，其他表现还包括牵拉性支气管扩张、肺叶容积减少、磨玻璃样变，极少部分可有蜂窝状改变。病变主要位于胸膜下，没有明显的肺尖到肺底逐渐加重的趋势。实变影提示可能有机化性肺炎的成分，这种 iNSIP 可能多继发于 CVD。

2. 肺功能

几乎所有患者均有肺弥散功能降低，超过 90% 的患者表现出限制性通气功能障碍，超过 2/3 的患者有运动时低氧血症，部分患者有静息时低氧血症。

3. 血液化验和 BALF

血液化验显示炎症指标［WBC、CRP、乳酸脱氢酶（lactate dehydrogenase，LDH）、IgG］增高，没有特异性。BALF 细胞分析多表现为 CD8+淋巴细胞增多。

4. 肺活检

不同于 IPF，单靠胸部 HRCT 诊断 iNSIP 相对困难，因此病理学对于诊断 iNSIP 非常重要。

（五）诊断与鉴别诊断

iNSIP 的整个诊治过程都需要反复综合评估，需满足：①病理学提示 NSIP 改变；②胸部 HRCT 显示符合 NSIP 改变且未诊断其他类型间质性肺病，如过敏性肺炎等；③充分结合病史再次评估病情，结合临床除外继发性可能，如结缔组织病、胶原血管病、药物导致、变应原吸入等。

鉴别诊断主要需重点排除其他类型的特发性间质性肺炎和继发性因素所致。iNSIP 的诊断与鉴别诊断流程如图1-2所示。

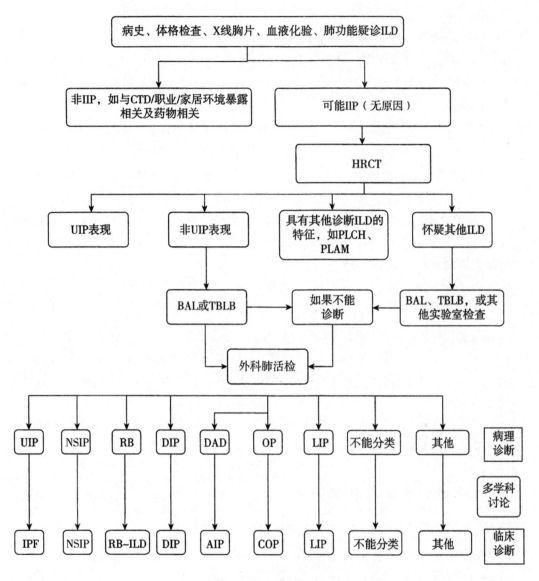

图1-2 iNSIP 的诊断流程

注：PLCH，肺朗格汉斯细胞组织细胞增生症；PLAM，肺淋巴管平滑肌瘤病；DAD，弥漫性肺泡损伤

（六）治疗

未经治疗的 iNSIP 的自然病史尚不清楚。没有随机试验研究其自然病程，因此，尚未报告自发缓解率。由于可以通过免疫抑制实现症状和生理情况改善或稳定，治疗被认为是有益的。

1. 对于症状轻或无症状的患者，可动态监测症状和肺功能，以避免不必要的药物副作用。如果提示病情进展则开始治疗。

2. 当需要治疗时，免疫抑制仍然是治疗的首选。

(1)皮质类固醇。iNSIP 患者对激素普遍反应很好，皮质类固醇是主要的，并且通常是初始药剂选择，可单独使用。目前有关最佳剂量和疗程尚无定论。现有研究多推荐小剂量开始[如泼尼松 0.5~1 mg/(kg·d) 或 40~60 mg/d]，1 个月后如果影像学检查发现好转，则逐渐减量。

(2)细胞毒性药物。如硫唑嘌呤、环磷酰胺、环孢素及吗替麦考酚酯，用于增加或取代皮质类固醇治疗。当用于治疗严重病例时，环磷酰胺通常与类固醇一起使用。

(3)生物制剂。有研究证实利妥昔单抗用于 iNSIP 合并 CTD 患者可取得良好疗效。

3. 肺移植。对于在治疗期间出现难以解释的肺功能明显下降的患者可考虑肺移植。

4. 如果无限期治疗有益，则不确定最佳治疗时间长度。关于是否应该在诊断时开始使用细胞毒性药物或皮质类固醇是否产生依赖性尚未达成共识。在其他免疫抑制治疗方案失败的患者中可考虑使用环磷酰胺。

(七)预后

大部分 iNSIP 患者对糖皮质激素的反应较好，预后优于 IPF。总体 5 年死亡率约为 20%，5 年、10 年生存率分别约为 82%、73%。个体预后受纤维化程度影响，原发性细胞型 iNSIP 的生存率接近 100%；但纤维化型 NSIP 的 5 年生存率只有 45%~90%，而 10 年生存率则仅为 35%。

四、其他特发性间质性肺炎

(一)吸烟相关性间质性肺炎

吸烟相关性间质性肺炎主要是指 RB-ILD 和 DIP 两种类型。

1. 呼吸性细支气管炎间质性肺病

RB 常见于吸烟者的肺组织病理中，为人体对吸烟的一种生理反应；但若在肺内分布广泛，且出现明显的临床症状和肺功能异常时则为 RB-ILD。特征性的 HRCT 表现是磨玻璃样影和小叶中心性结节。支气管肺泡灌洗液中有巨噬细胞增多，且没有明显的淋巴细胞增多就可以临床诊断该病。RB-ILD 的预后呈现多样性，部分患者在戒烟后肺部病变仍会继续进展。

2. 脱屑性间质性肺炎

DIP 主要见于 40~50 岁的吸烟者，但少数患者可无吸烟史。组织学特征性表现为远端气腔的大量巨噬细胞聚集并弥漫受累，肺泡间隔的浆细胞浸润并增厚，但纤维化不明显。胸部 HRCT 均可见磨玻璃样影，主要位于肺外围且中下肺更为多见；少数患者可呈灶性分布或弥漫分布。肾上腺皮质激素对 DIP 治疗有效，预后良好。

（二）隐源性机化性肺炎

COP 表现为亚急性起病，病程较短（中位病程<3 个月），伴有不同程度的咳嗽和呼吸困难。特征性的 HRCT 表现是胸膜下、细支气管周围的片状或带状实变，病变常常呈现游走性，还常伴有磨玻璃样影、反晕征（或者环礁征）。病理表现为肺泡管和肺泡的机化，伴或不伴有细支气管腔内息肉状实变。大多数的 COP 患者经口服糖皮质激素可完全康复，但容易复发。

（三）急性间质性肺炎

AIP 与 ARDS 相似，通常数天内发病。目前 AIP 的病因尚不明确，通常发生在先前健康的人群。病理组织学表现为弥漫性肺泡损伤、间质水肿、肺泡内透明膜形成，随后出现成纤维细胞增生和间质纤维化。HRCT 表现为双肺斑片状磨玻璃样影及网格影，机化期可出现支气管血管束的扭曲变形和牵拉性支气管扩张。AIP 预后差。

（四）特发性淋巴细胞间质性肺炎

特发性 LIP（idiopathic LID，iLIP）很罕见，大多 iLIP 是继发性。胸部 HRCT 呈磨玻璃样改变，常出现网格状影，部分可出现明显的囊泡影。组织学表现为肺间质弥漫性淋巴细胞浸润。预后呈多样性。

（五）特发性胸膜肺实质弹力纤维增生症

特发性胸膜肺实质弹力纤维增生症（idiopathic pleuroparenchymal fibroelastosis，iPPFE）临床上罕见，常见于成人，平均发病年龄是 57 岁，无性别差异。约半数患者会出现反复肺部感染，易并发气胸。主要发病机制为双侧上胸部为主的胸膜增厚和胸膜下肺实质的弹力纤维增生，肺泡内胶原纤维沉积。胸部 HRCT 表现为双肺中上肺野分布，胸膜下致密实变影，伴有牵拉性支气管扩张、肺结构扭曲变形及上肺容积减低。病理上纤维化的成分为弹力纤维，并伴有肺泡内纤维化。60%的患者病情逐渐进展，约 40%的患者最终死于该病。

（六）未分类的 IIPs

该类别占 IIP 的 10%~30%。主要包括以下情况：a. 临床、影像、病理学资料不全，不足以确定类型。b. 临床、影像、病理存在明显不一致的情况：①经治疗后，某些间质性肺炎的影像和病理学发生巨大变化时，如某些活检确诊的 DIP 患者接受糖皮质激素治疗后，影像学遗留类似 NSIP 的表现；②新的类型或已知类型的特殊变异，难以用 2002 年 IIP 指南的分型进行评价时，如患者以机化性肺炎的表现为主，但同时存在肺间质纤维化的表现；③同一个患者多次高分辨率 CT 和（或）病理学表现不一致，从而难以确定其具体类型。

第二章 循环系统疾病及相关诊疗技术

第一节 慢性心力衰竭的诊断与治疗

一、流行病学

心力衰竭是一种复杂的临床症状群，是各种心脏病的严重阶段，发病率高，5 年存活率与恶性肿瘤相仿。2003 年我国首次报道我国 35～74 岁人群慢性心力衰竭患病率为 0.9%，其中男性为 0.7%，女性为 1%。据我国 50 家医院住院病例调查，心力衰竭住院率只占同期心血管病的 20%，但死亡率却占 40%，提示预后差。

二、病因及发病机制

冠心病和高血压已成为慢性心力衰竭的主要病因。其他原因已居次要地位。心力衰竭的主要发病机制之一为心肌病理性重构，它导致心力衰竭进展的两个关键过程：一是心肌坏死(坏死、凋亡、自噬等)的发生；二是神经内分泌系统和细胞因子的过度激活所致的系统性反应增加，其中肾素-血管紧张素-醛固酮(renin-angiotensin-aldosterone，RAAS)和交感神经系统过度兴奋起着主要作用。切断这两个关键过程是有效预防和治疗心力衰竭的基础。

三、临床及治疗评估

(一)临床评估

1. 心脏病性质及程度判断

射血分数降低性心衰的临床表现为：①左心室增大、左室收缩末期容积增加及左室射血分数(left ventricular ejection fraction，LVEF)≤40%；②有基础心脏病的病史、症状及体征；③有或无呼吸困难、乏力和液体潴留(水肿)等症状。

(1)根据病史及体格检查，提供各种心脏病的病因线索，如冠心病、心脏瓣膜病、高血压、心肌病和先天性心脏病。根据临床症状及体征判断心力衰竭(心衰)左心衰竭、右心衰竭或全心衰竭。

(2)二维超声心动图(2D echocardiography，2DE)及多普勒超声检查。作用有：①诊断心包、心肌或心脏瓣膜疾病。②定量或定性检测，指标包括房室内径，心脏几何形状，室壁厚度，室壁运动，心包、瓣膜及血管结构，瓣膜狭窄、关闭不全程度，LVEF，左室舒张末期容积(left ventricular end-diastolic volume，LVEDV)和左室收缩末期容积(left ventricular end-systolic volume，LVESV)；③可以区别射血分数正常性心衰(heart failure with preserved ejection fraction，HFpEF，即舒张功能不全)、射血分数降低性心衰(heart failure with reduced ejection fraction，HFrEF；即收缩功能不全，LVEF≤40%)和射血分数中间值心衰(heart failure with mid-range ejection fraction，HFmrEF；40%<LVEF<49%，舒张功能不全)。④LVEF及LVESV是判断收缩功能和预后的最有价值的指标。左室收缩末期容量指数(LVESVI=LVESV/体表面积)达45 ml/m² 的冠心病患者，其死亡率增加3倍。⑤为评价治疗效果提供客观指标。

推荐采用2DE的改良 Simpson 法测量左室容量及 LVEF。由于超声检查简便、价廉、便于床旁检查及重复检查，故左室功能的测定还是以 2DE 最为普遍。

(3)核素心室造影及核素心肌灌注显像。核素心室造影可准确测定左室容量、LVEF及室壁运动。核素心肌灌注显像可诊断心肌缺血和心肌梗死，对鉴别扩张型心肌病和缺血性心肌病有一定帮助。

(4)X 线胸片。提供心脏增大，肺淤血、肺水肿及原有肺部疾病的信息。

(5)心电图。提供既往心肌梗死、左室肥厚、广泛心肌损害及心律失常的信息。

(6)冠状动脉造影。有心绞痛或既往有心肌梗死，需血管重建者或临床怀疑冠心病者应行冠状动脉造影，冠状动脉造影也可鉴别缺血性和非缺血性心肌病。但冠状动脉造影不能判断存活心肌。存活心肌的评估对陈旧心肌梗死患者血管重建的必要性至关重要。有心肌存活的患者，血管重建可有效改善左室功能。

(7)应用于临床判断存活心肌的方法。①刺激心肌收缩力储备的小剂量多巴酚丁胺超声心动图(dobutamine stress echocardiography，DSE)负荷试验。②核素灌注心肌血流显像(²⁰¹Ti 和⁹⁹Tc-MIBI SPECT)及代谢示踪剂氟脱氧葡萄糖(fludeoxyglucose，FDG)判断心肌活性的正电子发射断层显像(positron emission tomography，PET)。

小剂量 DSE 负荷试验评估存活心肌的临床应用价值已为临床所公认，其诊断存活心肌的灵敏度为80%~85%，特异度为85%。由于方法简便、安全、价格低廉，可作为评估存活心肌的首选方法。²⁰¹Ti 灌注心肌显像是一种比较可靠的评价存活心肌的方法。硝酸酯^{99}Tc-MIBI 心肌显像可提高评价存活心肌的准确性。PET 诊断心肌存活的灵敏度为 90%，特异度为 70%。心肌灌注是评价存活心肌的最可靠的无创方法，但价格昂贵，技术复杂，目前尚不能成为常规检查手段。

（8）心肌活检。对不明原因的心肌病诊断价值有限，有助于明确心肌炎症性或浸润性病变的诊断。

（9）B 型利尿钠肽（type B natriuretic peptide，BNP）和 N 端 BNP 前体（NT-proBNP）（Ⅰ类，A 级）。对于临床诊断尚不确定的急诊患者可测定，BNP<35 ng/L、NT-proBNP< 125 ng/L 可排除心力衰竭。如果明显 BNP、NT-pro BNP 增高有利于心力衰竭的诊断，并可以评估心力衰竭的严重程度及预后。

（10）心肌损伤标记物 cTn（Ⅰ类，A 级）。心肌纤维化的可溶性生长刺激表达基因 2（growth stimulation expressed gene 2，ST2 蛋白；Ⅱa 类，B 级）、半乳糖凝集素-3（Ⅱb 类，B 级）的测定。

（11）心脏磁共振（CMR）检查。对心脏容积、心肌质量、室壁运动的测量准确性和重复性较好，复杂先天性心脏病可首选。

2. 心功能不全的程度判断

（1）NYHA（纽约心脏病学会）心功能分级。Ⅰ级，日常活动无心力衰竭症状；Ⅱ级，日常活动出现心力衰竭症状（呼吸困难、乏力）；Ⅲ级，低于日常活动出现心力衰竭症状；Ⅳ级，在休息时出现心力衰竭症状。心力衰竭患者的 LVEF 与心功能分级症状并非完全成正比。

（2）心功能分期。美国心脏病学院及美国心脏学会（ACC/AHA）于 2001 年发表的《成人慢性心力衰竭的评估和治疗指南分期》中将心功能分为 4 期：A 期，患者有发生心衰的高度危险因素，如高血压、糖尿病、动脉硬化性血管病、甲状腺疾病、酗酒史、风湿热史、心肌病家族史等，但无器质性心脏病；B 期，患者有器质性心脏病，但未发生过心衰症状；C 期：患者过去或目前有心衰症状；且有器质性心脏病；D 期，为终末期患者，需要如机械辅助循环、持续静脉滴注正性肌力药物、心脏移植或临终关怀等特殊治疗。

（3）6 分钟步行试验。在特定的情况下，测量在规定的时间内步行的距离。虽然心力衰竭患者在 6 分钟内步行的距离可能受到医生诱导或患者的主观能动性的影响，但此方法安全、简便易行，已逐渐在临床上应用。6 分钟步行距离不但能评定患者的运动耐力，而且可预测患者预后。距离< 150 m 为重度心功能不全，150~425 m 为中度，426~550 m 为轻度。

3. 液体潴留及其严重程度判断

每次随诊时应记录患者的体重，注意颈静脉充盈的程度及肝颈静脉回流征，并注意肺和肝充血的程度（肺部啰音、肝大），检查下肢和骶部水肿，检查腹部移动性浊音以发现腹水。液体潴留的判断对决定是否需要利尿剂治疗十分重要，短时间内体重增加是液体潴留的可靠指标，故体重测量是有效的判断液体潴留的方法。

4. 其他生理功能评价

有创性血流动力学检查主要用于严重威胁生命，并对治疗无反应的泵衰竭的患者或需对呼吸困难和低血压休克做鉴别诊断时。有心律失常时可做 24 小时动态心电图。

（二）治疗评估

1. 临床状况的评估

（1）数十年来，临床一直普遍沿用 NYHA 心功能分级来评价心力衰竭治疗后症状的变化。

（2）6 分钟步行试验作为心力衰竭患者运动耐力的客观指标，可用来评价药物的治疗效果。

（3）利尿钠肽测定。利尿钠肽包括 B 型利尿钠肽（BNP）和 N 端 BNP 前体（NT-proBNP）测定，推荐用于心衰筛查（Ⅱa 类，B 级）、诊断和鉴别诊断（Ⅰ类，A 级）、病情严重程度及预后评估（Ⅰ类，A 级）。出院前的利尿钠肽检测有助于评估心衰患者出院后的心血管事件风险（Ⅰ类，B 级），BNP＜100 ng/L、NT-proBNP＜300 ng/L 时通常可排除急性心衰；BNP＜35 ng/L、NT-proBNP＜125 ng/L 时通常可排除慢性心衰，但其灵敏度和特异度较急性心衰低。诊断急性心衰时 NT-proBNP 水平应根据年龄和肾功能进行分层：50 岁以下患者的 NT-proBNP＞450 ng/L，50 岁以上患者的 NT-proBNP＞900 ng/L，75 岁以上患者的 NT-proBNP＞1 800 ng/L，肾功能不全患者（肾小球滤过率＜60 ml/min）NT-proBNP＞1 200 ng/L。经住院治疗后利尿钠肽水平无下降的心衰患者预后差。多种心血管疾病［心衰、急性冠状动脉综合征、心肌病变（如左心室肥厚）、心脏瓣膜病、心包疾病、心房颤动（房颤）、心肌炎、心脏手术后、心脏电复律后、心肌毒性损伤等］和非心血管疾病和情况（高龄、贫血、肾功能不全、睡眠呼吸暂停、重症肺炎、肺动脉高压、肺栓塞、严重全身性疾病、脓毒症、严重烧伤和卒中等）均会导致利尿钠肽水平增高，尤其是房颤、高龄和肾功能不全。脑啡肽酶抑制剂使 BNP 降解减少，而 NT-proBNP 不受影响。

2. 疾病进展的评估

（1）死亡率。死亡率是临床预后的主要指标，大样本的系列临床试验设计以生存率来评价治疗效果已对临床实践产生重要影响。但是，死亡率并不能完全评价疾病的进展，不少心力衰竭患者虽然存活但症状恶化，需多次反复住院，并且需要高强度和昂贵的治疗。因此，需要结合疾病进展情况来综合评定。

（2）综合评价疾病进展。包括以下方面：①死亡；②猝死；③症状恶化（NYHA 心功能分级加重）；④因心力衰竭加重需要增加药物剂量或增加新药治疗；⑤因心力衰竭或其他原因需住院治疗，其中住院事件在临床和经济效益方面最有意义。

四、治疗

（一）心力衰竭治疗决策的演变

从心衰的危险因素发展为结构性心脏病，出现心衰症状再到难治性终末期心衰可分为A、B、C、D四个时期。心衰是一种慢性、自发进展性疾病，很难根治，但可预防。这样分期正体现了重在预防的策略，预防A期到B期的进展即防止发生结构性心脏病，预防B期到C期的发展即防止心衰的症状及体征出现。

慢性心力衰竭的治疗自20世纪90年代末期以来有重大转变：从旨在改善血流动力学状态转变为长期的修复策略，以改变衰竭心脏的生物学性质。从采用强心、利尿、扩血管药物转变为神经内分泌抑制剂，在此基础上积极应用非药物的器械治疗。更重要的是针对心肌重构的机制、防止心肌重构的发展，从而降低心力衰竭的死亡率和住院率。

（二）心力衰竭的一般治疗

1. 去除或缓解基本病因

所有心力衰竭患者都应对导致心力衰竭的基本病因进行评价。凡有原发性瓣膜病合并心力衰竭（NYHA 心功能Ⅱ级及以上），主动脉瓣疾病有晕厥、心绞痛症状的患者均应予手术修补或置换瓣膜。缺血性心肌病导致的心力衰竭患者若伴心绞痛、左室功能低下，但证实有存活心肌的患者，冠状动脉血管重建术可望改善心功能。其他病因治疗还有甲状腺功能亢进症的治疗、室壁瘤的手术矫正等。

2. 去除诱发因素

控制感染、治疗心律失常，特别是心房颤动伴快速心室律者；纠正贫血、电解质紊乱；注意是否并发肺梗死等。

3. 改善生活方式，降低出现新的心脏损害的危险性

如戒烟、戒酒；肥胖患者应减轻体重；控制高血压病、高血脂病、糖尿病；饮食宜低脂、低盐；重度心力衰竭患者应限制入水量，应每日称体重以早期发现液体潴留。应鼓励心力衰竭患者进行动态运动，以避免去适应状态。重度心力衰竭患者，可在床边小坐；其他不同程度的心力衰竭患者，可每日多次步行，每次3~5分钟；心力衰竭稳定，心功能较好者，可在专业人员监护下进行症状限制性有氧运动，如步行，每周3~5次，每次20~30分钟。在呼吸道疾病流行或春冬季节，可给予流感、肺炎链球菌疫苗等以预防感染。

4. 密切观察病情演变及定期随访

应特别了解患者对饮食及药物治疗的依从性、药物的不良反应等，及时发现病情恶化

并采取措施。

5. 心理和精神治疗

抑郁、焦虑和孤独在心力衰竭的恶化中发挥重要作用，也是心力衰竭患者死亡的重要影响因素，因此也要针对症状给予相应药物治疗。

6. 关于心肌能量药物的应用问题

心肌能量药物如辅酶 Q_{10}、曲美他嗪、左卡尼汀、磷酸肌酸等可以改善患者症状和心脏功能，改善生活质量，但对远期预后的影响尚需进一步研究。

7. 注意避免应用的药物

非甾体抗炎药物如吲哚美辛(消炎痛)、Ⅰ类抗心律失常药以及大多数的钙通道阻断药均应避免应用。

(三)瓣膜性心脏病导致的心力衰竭

国际上较一致的意见是所有有症状的瓣膜性心脏病导致的心力衰竭(NYHA 心功能Ⅱ级及以上)，以及重度主动脉瓣病变伴有晕厥、心绞痛者，均必须进行介入治疗或手术置换瓣膜。因为有充分证据表明介入或手术治疗是有效和有益的，可提高长期生存率。迄今为止，没有证据表明应用神经内分泌拮抗药，如血管紧张素转换酶(angiotensin converting enzyme，ACE)抑制药、β 受体阻断药、醛固酮受体拮抗剂可以改变瓣膜性心脏病及先天性心脏病导致的心力衰竭患者的自然病程或提高生存率，更不能用它们来替代已有肯定疗效的介入或手术治疗。

(四)慢性 HFrEF 的治疗

1. 药物治疗的基本(标准)方案

(1)利尿剂(Ⅰ类，C 级)。利尿剂是心力衰竭治疗中最常使用的药物。它能迅速改善心力衰竭症状，也是唯一能够最充分控制心力衰竭液体潴留的药物；因此，利尿剂是任何一种有效治疗心力衰竭策略中必不可少的组成部分，但是长期应用利尿剂有许多害处：①可以造成电解质紊乱；②可以激活 RAS 系统、交感神经系统等神经体液调节系统；③可以降低心房钠尿肽水平，引起周围血管收缩。目前，除了螺内酯以外，其他利尿剂还没有被证明可以改善心力衰竭预后。在使用利尿剂过程中应及时监测电解质。氢氯噻嗪 25~100 mg/d，托拉塞米 10~20 mg/d，呋塞米 20 mg/d 开始，日剂量不受限制。氢氯噻嗪用于轻度液休潴留、肾功能正常的心力衰竭患者。如有显著液体潴留，特别当有肾功能损害时，宜选用托拉塞米、呋塞米。

①一旦病情控制(肺部哕音消失、水肿消退、体重稳定)，即可以最小有效剂量长期维

持，一般需无限期使用。在长期维持期间，仍应根据液体潴留情况随时调整剂量。

②每日体重的变化是最可靠的监测利尿剂效果和调整利尿剂剂量的指标。

③利尿剂用量不当有可能改变其他治疗心力衰竭药物的疗效和不良反应：如利尿剂用量不足致液体潴留可减弱 ACE 抑制药的疗效和增加 B 受体拮抗药治疗的危险；反之，剂量过大会引起血容量减少，可增加 ACE 抑制药和血管扩张剂治疗的低血压反应，以及 ACE 抑制药和血管紧张素Ⅱ（AngⅡ）受体阻断药治疗出现肾功能不全的危险。

④在应用利尿剂过程中，如出现低血压和氮质血症而无液体潴留，则可能是利尿过度、血容量减少所致，应减少利尿剂剂量。如患者有持续液体潴留，则低血压和氮质血症很可能是心力衰竭恶化、终末器官灌注不足的表现，应继续利尿，并短期使用能增加肾灌注的药物，如多巴胺或多巴酚酊胺。

⑤出现利尿剂拮抗时（常伴有心力衰竭恶化），可用以下方法：①静脉给予利尿剂（如呋塞米）持续静脉滴注（1~5 mg/h）；②2 种或 2 种以上利尿剂联合应用；③应用增加肾血流的药物，如短期应用小剂量的[2~5 μg/（kg·min）]多巴胺或多巴酚酊胺。

（2）ACE 抑制药（Ⅰ类，A 级）。ACE 抑制药治疗心力衰竭主要通过两个机制：①抑制 RAS（组织 RAS 在心肌重塑中起关键作用）；②作用于激肽酶Ⅱ，抑制缓激肽的降解，提高缓激肽水平。循证医学证实 ACE 抑制药阻断 RAS，有利于防止心室重构和心功能恶化，并能改善临床症状，降低死亡率。这两个机制奠定了 ACE 抑制药作为治疗心力衰竭的基石和首选药物的地位。

全部心力衰竭患者必须应用 ACE 抑制药，包括无症状性心力衰竭，除非有禁忌证或不能耐受。一般从小剂量开始，逐渐增加至大剂量，用 ACE 抑制药前最好先用利尿药排除体内潴留的水分。

常用的 ACE 抑制药的参考剂量及用法见表 2-1。

表 2-1　常用 ACE 抑制药的参考剂量及用法

药物	起始剂量及用法	目标剂量及用法
卡托普利	6.25 mg，3 次/日	25~50 mg，3 次/日
依那普利	2.5 mg，1 次/日	10 mg，2 次，日
培哚普利	2 mg，1 次/日	4 mg，1 次/日
雷米普利	1.25~2.5 mg，1 次/日	2.5~5 mg，2 次/日
贝那普利	2.5 mg，1 次/日	5~10 mg，2 次/日
福辛普利	10 mg，1 次/日	20~40 mg，1 次/日
西拉普利	0.5 mg，1 次/日	1~2.5 mg，1 次/日
赖诺普利	2.5 mg，1 次/日	5~20 mg，1 次/日

必须告知患者：①疗效在数周或数月后才出现，即使症状未见改善。仍可降低疾病进展的危险性。②不良反应可能早期就发生，但不妨碍长期应用。ACE 抑制剂需无限期、终

生应用。ACE 抑制药一般与利尿剂合用，如无液体潴留时亦可单独应用，一般不再补充钾盐。ACE 抑制药亦可与 β 受体阻断药和(或)地高辛合用。

对 ACE 抑制药曾有致命性不良反应的患者，如曾有血管神经性水肿、无尿性肾衰竭的患者或妊娠期妇女，绝对禁用 ACE 抑制药。以下情况须慎用：①双侧肾动脉狭窄；②血肌酐水平显著升高(血 Cr>225.2 μmol/L) ；③高钾血症；④低血压患者须经其他处理，待血流动力学稳定后再决定是否应用 ACE 抑制药。必须从极小剂量开始使用，如能耐受则每隔 3~7 日剂量加倍。起始治疗前需注意利尿剂已维持在最合适剂量。起始治疗后 1~2 周内应监测肾功能和血钾，之后定期复查。ACE 抑制药的目标剂量或最大耐受量不根据患者治疗反应来决定，只要患者能耐受，可一直增加到最大耐受量。一旦达到最大耐受量后，即可长期维持应用。

(3)β 受体拮抗药心衰时有交感神经兴奋性增强，血液中儿茶酚胺水平增高。这一方面是机体的代偿作用，可以增强心肌收缩力和增加心排血量。但是长期交感神经过度兴奋对心脏有不利影响，会引起小动脉收缩、外周阻力增加，引起心动过速，增加心肌氧耗量，促进心肌肥大、心肌纤维化、心肌凋亡，减弱心肌舒张功能。长期交感神经高度兴奋使心肌 β 受体密度下调，心肌功能愈发降低。所以交感神经兴奋是和心力衰竭预后差相关的。CIBIS Ⅱ 和 MERIT-HF 等试验证实 β 受体拮抗药能改善临床情况、左室功能，降低死亡率和住院率。联合使用 ACE 抑制药可产生相加效应。

所有心力衰竭患者都必须应用 B 受体拮抗药，除非有禁忌证或不能耐受。应告知患者症状改善常在治疗后 2~3 个月，不良反应可能早期就发生，但不防碍长期应用。在使用上要注意：①应从小剂量开始，逐渐增加剂量，至能耐受的最大剂量；②应当长期使用；③在使用过程中应当严密监测病情。严重心动过缓、各种传导阻滞(如窦房传导阻滞、房室传导阻滞)、严重的支气管哮喘等情况仍是应用 β 受体拮抗药的禁忌证。

可选用选择性或非选择性 β 受体拮抗药，如开始时使用比索洛尔 1.25 mg/d，美托洛尔 12.5 mg/d，卡维地洛 3.125 mg，每日 2 次，可每隔 2~4 周将剂量加倍以达最大剂量。清醒状态静息心率不宜小于 55 次/分(最好控制在 55~60 次/分)。

β 受体拮抗药应用的一些观念需有所改变：①慢性心力衰竭恶化患者不宜停用或减少原来使用的 β 受体拮抗药；②即使小剂量 β 受体拮抗药也优于不用；③任何时候开始治疗都不算迟；④任何时候开始治疗都不为早。

(4)进一步治疗和加用药物建议。当患者完成标准和优化治疗后效果仍不满意时应考虑加用其他药物。不满意是指：①症状和体征改善不满意，LVEF 未见升高，心脏大小未见减小等；②心力衰竭生物标志物 BNP 、NT-proBNP 降幅<30%甚至升高。

这时可加以下药物。

1)洋地黄。洋地黄的正性肌力和负性频率作用可以改善心功能，多年来一直作为心力衰竭治疗的基础。但是由于洋地黄类治疗量和中毒量非常接近，现已放弃了负荷剂量方案，改用每日维持量给药方案。主要用于 NYHA 心功能Ⅱ级及以上的伴有快速心室率的心房颤动的收缩性心力衰竭患者。地高辛常用量为 0.125~0.25 mg/d，毛花苷 C 为 0.2~0.4 mg/d。

地高辛没有明显的降低心力衰竭患者死亡率的作用，因而不主张早期应用。不推荐应用于 NYHA 心功能Ⅰ级的患者。

地高辛常用剂量为 0.25 mg/d。70 岁以上、肾功能减退者宜用 0.125 mg，每日 1 次或隔日 1 次。虽然有学者主张应用地高辛时，应测定其血清浓度指导选择地高辛的合适剂量，但尚无证据支持这一观点。与传统观念相反。地高辛安全、耐受性良好。不良反应主要见于大剂量时，但治疗心力衰竭并不需要大剂量。长期应用，剂量在一般认可的治疗范围内的地高辛是否会产生不良的心血管作用，目前还不清楚。

2）螺内酯（Ⅰ类，A 级）心力衰竭时体内 RAS 被激活，这在 CHF 恶化中起重要作用。研究显示人体心肌有醛固酮受体。醛固酮可引起低镁、低钾外，可致自主神经功能失调，并有独立于 AngⅡ和相与 AngⅡ联合的对心脏结构和功能的不良作用。

螺内酯可促进心肌重塑、心肌纤维化，促进心力衰竭的发展。RALES 试验结果表明应用螺内酯后患者总死亡率降低了 30%，心脏死亡率降低了 31%，因心脏原因的住院率减少了 30%；只有不到 2% 的患者中出现了重度血钾增高，10% 的男性出现乳房发育。因此，对于近期或目前 NYHA 心功能Ⅲ~Ⅳ级的患者，可考虑应用小剂量的螺内酯 20 mg/d。

3）血管紧张素受体阻断药（angiotensin receptor blocker，ARB；Ⅰ类，A 级）。ARB 可以阻断靶组织上的 AngⅡ受体，从而可以消除 AngⅡ的种种不良作用，如血管收缩、血压增高、心肌和血管重构等。而且由于 ARB 不影响缓激肽降解，缓激肽不会过多聚集而致咳嗽。Val-HeFT 试验临床研究结果表明，缬沙坦明显降低了各种原因死亡率及发病率（13.3%）、心力衰竭患者住院率（27.5%），明显改善心力衰竭患者生活质量和心力衰竭患者的 NYHA 心功能分级。这说明 ARB 能明显降低心力衰竭患者的死亡率和致残率。

4）ARB 和血管紧张素受体脑啡肽酶抑制剂（angiotensin receptor neprilysin inhibitor，ARNI）。后者有 ARB 和脑啡肽酶抑制剂的作用，可升高利尿钠肽、缓激肽和肾上腺髓质激素及其他内源性血管活性肽的水平。ARNI 的代表药物是沙库巴曲、缬沙坦。PARADIGMHF 试验显示，与依那普利相比，沙库巴曲缬沙坦钠使主要复合终点（心血管病死亡和心衰住院）风险降低 20%，心脏性猝死减少 20%。

对于 NYHA 心功能Ⅱ~Ⅲ级、有症状的 HFrEF 患者，若能够耐受 ACEI/ARB，推荐以 ARNI 替代 ACEI/ARB，以进一步减少心衰的发病率及死亡率（Ⅰ类，B 级）。它的禁忌证包括：①有血管神经性水肿病史；②双侧肾动脉严重狭窄；③妊娠期、哺乳期妇女；④重度肝损害（Child-Pugh 分级 C 级）、胆汁性肝硬化和胆汁淤积；⑤已知对 ARB 或 ARNI 过敏。以下情况者须慎用：①血肌酐>221 μmol/L（2.5 mg/dl）或 eGFR<30 ml/（min·1.73 m^2）；②血钾>5.4 mmol/L；③症状性低血压（收缩压<95 mmHg）。

患者由服用 ACEI/ARB 转为 ARNI 前血压需稳定，并停用 ACEI 36 小时，因为 ARNI

和 ACEI 联用会增加血管神经性水肿的风险。ARNI 从小剂量开始，每 2~4 周剂量加倍，逐渐滴定至目标剂量。中度肝损伤(Child-Pugh 分级 B 级)、大于 75 岁患者起始剂量要小。开始治疗和剂量调整后应监测血压、肾功能和血钾。在未使用 ACEI/ARB 的有症状 HFrEF 患者中，在血压能够耐受的情况下，虽然首选 ARNI 也有效，但缺乏循证医学证据支持。因此从药物安全性考虑，临床应用需审慎。本药的不良反应主要是低血压、肾功能恶化、高钾血症和血管神经性水肿。不良反应的相关处理同 ACEI。

5)伊伐布雷定：伊伐布雷定通过特异性抑制心脏窦房结起搏电流(If)来减慢心率。SHIFT 研究显示伊伐布雷定使心血管死亡和心衰恶化住院的相对风险降低 18%，患者左室功能和生活质量均显著改善。SHIFT 中国亚组分析显示联合伊伐布雷定平均治疗 15 个月，心血管死亡或心衰住院复合终点的风险降低 44%。

NYHA 心功能 Ⅱ~Ⅳ级、LVEF≤35% 的窦性心律患者，合并以下情况之一可加用伊伐布雷定：①已使用 ACEI/ARB/ARNI、β 受体阻断药、醛固酮受体拮抗剂，β 受体阻断药已达到目标剂量或最大耐受剂量时，心率仍≥70 次/分钟(Ⅱa 类，B 级)；②心率≥70 次/分钟，对 β 受体阻断药禁忌或不能耐受(Ⅱa 类，C 级)。它的禁忌证包括：①病态窦房结综合征、窦房传导阻滞、Ⅱ度及以上房室传导阻滞、治疗前静息心率<60 次/分钟；②血压<90/50mmHg；③急性失代偿性心衰；④重度肝功能不全；⑤房颤，心房扑动(房扑)；⑥依赖心房起搏。

伊伐布雷定起始剂量为 2.5 mg，一日 2 次，治疗 2 周后，根据静息心率调整剂量，每次剂量增加 2.5 mg，使患者的静息心率控制在 60 次/分钟左右。最大剂量为 7.5 mg，一日 2 次。高龄、伴有室内传导障碍的患者起始剂量要小。对合用 β 受体阻断药、地高辛、胺碘酮的患者应监测心率和 QT 间期，因低钾血症和心动过缓合并存在是发生严重心律失常的易感因素，特别是 QT 间期延长综合征患者。要避免与强效细胞色素氧化酶(P4503A4)抑制剂(如唑类抗真菌药、大环内酯类抗生素)合用。本药的不良反应最常见的为光幻症和心动过缓。如发生视觉功能恶化，应考虑停药。心率<50 次/分钟或出现相关症状时应减量或停用。

2. 非药物治疗

(1)心脏再同步化治疗(cardiac resynchronization therapy，CRT)。充分的证据表明，心衰患者在药物优化治疗至少 3 个月后仍存在以下情况应该进行 CRT 治疗，以改善症状及降低病死率：①窦性心律，QRS 时限≥150 ms，左束支传导阻滞(left bundle branch block，LBBB)，LVEF≤35% 的症状性心衰患者(Ⅰ类，A 级)；②窦性心律，QRS 时限≥150 ms，非 LBBB，LVEF≤35% 的症状性心衰患者(Ⅱa 类，B 级)；③窦性心律，QRS 时限为 130~149 ms，LBBB，LVEF≤35% 的症状性心衰患者(Ⅰ类，B 级)；④窦性心律，130 ms≤QRS 时限<150 ms，非 LBBB，LVEF≤35% 的症状性心衰患者(Ⅱb 类，B 级)；⑤需要高比例

(>40%)心室起搏的 HFrEF 患者(Ⅰ类，A级)；⑥对于 QRS 时限≥130 ms，LVEF≤35%的房颤患者，如果心室率难控制，为确保双心室起搏可行房室结消融(Ⅱa类，B级)；⑦已植入起搏器或植入型心律转复除颤器(implantable cardioverter defibrillator，ICD)的 HFrEF 患者，若心功能恶化伴高比例右心室起搏，可考虑升级到 CRT(Ⅱb类，B级)。

CRT 方法有两种。a. 双心室起搏：是纠正室间及室内不同步的经典方法。在此基础上，对房室间期正常的 LBBB 患者，进行优化的单左心室起搏，可能提高 CRT 应答率。此外，有研究显示左心室多部位起搏较左心室单部位起搏临床效果更好，尤其适用于常规双心室起搏治疗无效或效果不佳者。b. 房室束起搏(His bundle pacing，HBP)：如果通过 HBP 能成功纠正希氏浦肯野系统传导病变(尤其是 LBBB)，在理论上，它比双心室起搏更符合生理性。植人工具的改进大大提高了 HBP 的成功率，拓展了 HBP 的应用范围。它主要适合以下患者：①左心室导线植入失败患者；②CRT 术后无应答患者；③药物控制心室率不理想的房颤伴心衰，且经导管消融失败或不适合房颤消融，需要房室结消融控制心室率的患者；④慢性房颤伴心衰，需要高比例(>40%)心室起搏的患者。HBP 尚处于起步阶段，需开展大规模临床试验证实其近期及远期疗效，尤其是其对生存率的影响。

(2)ICD 心衰患者植入 ICD 适应证有以下两点。a. 用于二级预防，慢性心衰伴低 LVEF，曾有心脏停搏、心室颤动(室颤)或伴血流动力学不稳定的室性心动过速(室速)(Ⅰ类，A级)。b. 用于一级预防：①缺血性心脏病患者，优化药物治疗至少 3 个月、心肌梗死后至少 40 天及血运重建至少 90 天、预期生存期>1 年时，若 LVEF≤35%、NYHA 心功能Ⅱ～Ⅲ级，推荐 ICD 植入，减少心脏性猝死和总死亡率(Ⅰ类，A级)；若 LVEF≤30%、NYHA 心功能Ⅰ级，推荐植入 ICD，减少心脏性猝死和总死亡率(Ⅰ类，A级)。②非缺血性心衰患者，优化药物治疗至少 3 个月、预期生存期>1 年时，若 LVEF≤35%、NYHA 心功能Ⅱ或Ⅲ级，推荐植入 ICD，减少心脏性猝死和总死亡率(Ⅰ类，A级)；若 LVEF≤35%，NYHA 心功能Ⅰ级，可考虑植入 ICD(Ⅱb类，B级)。

(3)左室辅助装置(left ventricular assist device，LVAD)。适用于严重心脏事件后或准备行心脏移植的过渡治疗。

(4)心脏移植。

(五)慢性 HFpEF 和 HFmrEF 的治疗

因基础心血管疾病(如房颤、高血压、冠心病、肺动脉高压)以及合并症(如糖尿病、慢性肾疾病等)的不同，患者的病理生理机制差异很大。非心血管疾病也是患者死亡和住院的原因。故建议对慢性 HFpEF 和 HFmrEF 患者进行心血管疾病和非心血管疾病合并症的筛查及评估，并给予相应的治疗，以改善症状及预后(Ⅰ类，C级)。慢性 HFpEF 和 HFmrEF 诊断和评估见心衰的诊断和临床评估部分，在诊断不明确时可进行负荷超声心动图或有创检查明确左心室充盈压是否升高。HFpEF 患者的治疗主要针对症状、心血管基础疾病和合并症、心血管疾病危险因素，采取综合性治疗手段。临床研究未能证实 ACEI/ARB、β 受体阻断药能改善慢性 HFpEF 和 HFmrEF 患者的预后和降低病死率。合并症的治疗见心衰常见合并症的处理部分。

1. 利尿剂

有液体潴留的慢性 HFpEF 和 HFmrEF 患者应使用利尿剂（Ⅰ类，B 级），利尿剂使用方法见慢性 HFrEF 的治疗中利尿剂部分。

2. 基础疾病及合并症的治疗

（1）高血压。是最重要和最常见的 HFpEF 的病因，有效控制血压可降低因心衰住院、心血管事件及死亡率。按照目前高血压指南，将血压控制在 130/80 mmHg 以下（Ⅰ类，C 级）。降压药物推荐优选 ACEI/ARB、β 受体阻断药（Ⅱa 类，C 级）。存在容量负荷过重的患者首选利尿剂。

（2）冠心病。合并冠心病的 HFpEF 患者应按冠心病相关指南进行治疗，经规范的药物治疗后仍有心绞痛症状或存在心肌缺血，应考虑行冠状动脉血运重建术（Ⅱa 类，C 级）。冠心病治疗见心衰常见合并症的处理中冠心病部分。

（3）房颤。合并房颤的 HFpEF 患者根据相关指南进行治疗可改善心衰症状（Ⅱa 类，C 级）。房颤的治疗见心衰常见合并症处理中房颤部分。

（4）其他。积极治疗糖尿病和控制血糖，肥胖者要减轻体重。糖尿病的治疗见心衰常见合并症的处理中糖尿病部分。

HFmrEF 占心衰患者的 10%～20%，HFmrEF 与 HFpEF 的临床表型不尽相同，目前关于其临床特点、病理生理、治疗与预后的临床证据有限。初步研究显示，HFmrEF 在病因学、临床特点、影像学表现、合并症、治疗及预后等方面介于 HFrEF 与 HFpEF 之间。HFmrEF 中缺血性心脏病的患者比例与 HFrEF 相似，明显高于 HFpEF 患者。部分 HFmrEF 可转变为 HFpEF 或 HFrEF，从 HFmrEF 进展到 HFrEF 的患者预后比那些保持在 HFmrEF 或转变为 HFpEF 的患者更差。对一些随机对照试验的回顾性分析以及荟萃分析表明，ACEI/ARB、β 受体阻断药、醛固酮受体拮抗剂可能改善 HFmrEF 患者的预后。

3. 醛固酮受体拮抗剂

TOPCAT 研究亚组分析提示螺内酯可降低 HFpEF 患者因心衰住院风险。对 LVEF ≥ 45%，BNP 升高或 1 年内因心衰住院的 HFpEF 患者，可考虑使用醛固酮受体拮抗剂以降低住院风险（Ⅱb，B）。

第二节　急性心肌梗死的诊断与治疗

随着人们生活水平的提高及人类寿命的延长，心血管疾病已成为现代社会威胁人类健康的主要疾病，也是死亡的主要原因之一，同时给家庭和国家带来了沉重的经济负担。美国近年统计资料显示，在所有死亡病例中约45%的死因为心血管疾病，其中一半是冠状动脉粥样硬化性心脏病（冠心病）。高死亡率和惊人的医疗费用引起了全世界医学界的关注，并促使医学界对冠心病从基础到临床进行了广泛而深入的研究。我国正处在经济高速发展时期，冠心病呈现快速增长和年轻化趋势。近 30 年来，对急性心肌梗死（acute myocardial infarction，AMI）的诊断和治疗都取得了长足进展。目前认识到冠状动脉（冠脉）粥样硬化的病理进展模式为斑块形成，破裂–血栓形成。一般而言，具有脂核大、纤维帽薄、炎细胞（巨噬细胞）浸润明显的斑块属于易损斑块，极易破裂并促发局部血栓形成，引起心肌急性或亚急性缺血，临床上表现为不稳定型心绞痛到心肌梗死的连续临床谱，医学界统称为急性冠状动脉综合征（acute coronary syndrome，ACS）。根据患者心电图 ST 段是否抬高并结合其不同的病理生理基础，常将急性心肌梗死分为 ST 段抬高型心肌梗死（ST-elevation myocardial infarction，STEMI）与非 ST 段抬高型心肌梗死（non-ST-elevation myocardial infarction，NSTEMI）两类。前者是混合血栓形成后完全闭塞冠脉的结果，而后者往往是以血小板为主的白血栓形成但未完全闭塞冠脉的结果。针对这两者之间病理上的不同，采用不同的干预对策或治疗方法，可显著改善患者的临床预后。

一、急性心肌梗死概念的演变

急性心肌梗死是指冠状动脉急性、持续性缺血、缺氧所引起的心肌坏死。患者多发生在冠状动脉粥样硬化狭窄的基础上，由于某些诱因致使冠状动脉粥样斑块破裂，血中的血小板在破裂的斑块表面聚集，形成血块（血栓），突然阻塞冠状动脉管腔，导致心肌缺血坏死。另外，学者近年认识到下述原因都可以引起急性心肌梗死（心梗），包括：①心肌严重而持续缺血；②心肌供氧减少或需氧增加；③冠状动脉痉挛；④冠状动脉介入治疗或冠脉旁路手术治疗对冠状动脉造成影响；⑤其他原因引起的心梗。这提示我们在诊断和处理心梗时一定要弄清诱发心梗的原因，才能达到正确治疗目的。因此，2000 年欧洲心脏病学会（ESC）和美国心脏病学会（ACC）发布联合共识，对急性心肌梗死进行了再定义。在此基础上，ESC、ACC、美国心脏协会（AHA）和世界心脏联盟（WHF）组织多学科专家组成心肌梗死再定义工作组，并于 2007 年联合发布了心肌梗死全球统一定义。2012 年在德国慕尼黑召开的 ESC 大会上公布了第三版更新的心肌梗死全球统一定义。全球统一定义将心肌梗死细分为 5 型 6 类：①1 型，与缺血有关的自发性心肌梗死。由原发的冠状动脉事件如斑块侵袭和(或)破裂、裂隙或夹层引起冠状动脉内血栓形成，从而心肌灌注明显下降或远端血管血小板血栓形成，导致心肌梗死。②2 型，继发于缺血的心肌梗死，南心肌供氧减少或需氧增加所致，如冠状动脉痉挛、冠状动脉栓塞、贫血、心律失常、高血压或低血压导致的心梗。③3 型，突发、未预料到的心脏性死亡(猝死)，包括心脏停搏，通常有心肌缺血的症状，伴随新的 ST 段抬高或新的左束支传导阻滞(left bundle branch block，LBBB)；或冠状动脉造影和(或)尸检发现冠状动脉有新鲜血栓的证据，但死亡发生于可取得血样之前或血中生物标志物增多之前。3 型危害最大，病死率高，需要加强教育，对高危患者加强预防。④4a 型，伴发于经皮冠状动脉介入治疗(percutaneous coronary intervention，PCI)的心肌梗死；4b 型，冠状动脉造影或尸检证实的伴发于支架血栓形成的心肌梗死。⑤5 型，伴发于冠状动脉旁路移植术(coronary aortic bypass grafting，CABG)的心肌梗死。

二、急性心肌梗死的诊断

急性心肌梗死(心梗)的临床诊断主要依赖下列 3 方面证据：①特征性的缺血性胸痛表现；②反映心肌从缺血-损伤-坏死的心电图动态演变；③反映心肌坏死的血清心肌标记物升高的动态改变。

(一)缺血性胸痛症状

急性心肌梗死患者的缺血性胸痛表现通常与典型心绞痛相似，但具有程度更重、持续时间更长(可达数小时全数天)、使用硝酸酯类药物不能缓解等特点。约半数以上的急性心肌梗死患者，在起病前 1~2 天甚至 1~2 周就有前驱症状，最常见的是原有的心绞痛加重或由继往的劳力性胸痛转变为自发性胸痛，且发作时间延长或对硝酸甘油效果变差。询问缺血性胸痛病史时应注意非典型胸痛的情况，如女性患者胸痛常不典型，老年人常表现为胸闷伴呼吸困难、卒中、呕吐等，还有部分患者特别是糖尿病患者可呈无痛性心肌梗死，一开始即表现为低血压休克或急性心力衰竭。

(二)心电图动态改变

要求在初次接触患者 10 分钟内完成疑诊心肌梗死患者的 18 导联心电图(常规 12 导联 +V_{7-9}+V_{3R-5R})的描记和分析。急性心肌梗死典型心电图演变是随病程进展依次出现 T 波高尖、ST 段弓背上抬、Q 波形成、T 波倒置、弓背上抬的 ST 段回落到正常基线、T 波由倒置转为直立而 Q 波常保持不变。应注意，对疑诊急性心肌梗死而心电图胸前导联(V_1-V_3)仅显示 ST 段压低的患者，一定要仔细观察正后壁导联(V_7-V_9)ST 段有无弓背上抬，以防漏诊正后壁的急性 ST 段抬高型心肌梗死。对于心电图确无 ST 段弓背上抬，但心肌损伤标志物有明显序列升高的患者，即可诊断为急性非 ST 段抬高型心肌梗死。

（三）心肌坏死的血清心肌标志物浓度动态改变

心肌坏死的特征性标志物主要有肌钙蛋白（cTnT、cTnl）、肌酸激酶同工酶（CK-MB）等。它们在血清中出现、达峰、消失的时间各不相同，呈特定的序列变化，详见表 2-2。现提倡采用床旁快速检测高敏肌钙蛋白的方法，抽血 20 分钟内可出检测结果。对怀疑急性心梗者均应多次采血以动态监测血清心肌损伤标志物浓度。

表 2-2　急性心肌梗死患者的血清心肌标记物及其检测时间

项目	肌红蛋白	肌钙蛋白		CK-MB
		cTnI	cTnT	
出现时间（小时）	1~2	2~4	2~4	3~4
100%敏感时间（小时）	4~8	8~12	8~12	8~12
峰值时间（小时）	4~8	10~24	10~24	10~24
持续时间（天）	0.5~1	5~10	5~14	2~4

cTnI，肌钙蛋白 I；cTnT，肌钙蛋白 T；CK-MB，肌酸激酶同工酶。

三、急性心肌梗死患者的危险性评估

STEMI 与 NSTEMI 两者虽然发病时表现有轻重差别，但其危险程度并无明显差异。流行病学研究结果显示，STEMI 严重心血管事件多在入院前和入院后的短期内发生，而 NSTEMI 急性期病情可能会轻一些，但其严重心血管事件的风险常持续到发病后的数天至数周甚至更长时间。两者 6 个月的死亡率相似，所以在临床治疗上应给予同样重视。一般而言，ST 段抬高出现的导联越多、血清心肌标志物浓度上升得越高，提示心肌梗死面积越大、患者死亡率越高。此外，急性心肌梗死患者伴有下列任一项者提示为高危患者：女性，高龄（年龄在 70 岁以上），既往有心肌梗死病史，有心房颤动、糖尿病、广泛性前壁心肌梗死、肺部湿啰音、低血压、窦性心动过速等。

四、急性心肌梗死患者的治疗

（一）急性心梗患者的院前急救

心肌梗死的救治具有很强的时效性，可以说"时间就是心肌，时间就是生命"。因为持续缺血 20 分钟心肌细胞便开始坏死，2 小时后缺血区心肌坏死近 50%，缺血时间越长心肌坏死就越多。可见，早期识别心梗并及时进行冠脉血管重建治疗意义重大，可挽救更多濒死心肌、稳定心电活动、保存左心室功能、及时防止各种并发症,这样才能显著改善患者的预后。急性心肌梗死的治疗应有一个标准流程和完整链条,包括院前急救、住院治疗和长期治疗(即二级预防和康复治疗)。其中以静脉溶栓治疗和 PCI 为主的冠脉血管重建又是挽救缺血心肌乃至患者生命的最关键手段。然而我国大多数急性心梗患者首诊于基层医院,普遍存在既未就地成功溶栓又未及时转运至上级医院行急诊 PCI 的情况。这样患者就错失了早期冠脉血管重建的治疗机会,再加上出院后未进行心脏康复治疗和坚持冠心病二级预防措施,致使急性心梗患者总体预后不佳。为此,近年在我国正大力推进区域胸痛中心的建设,即建设急性心梗患者的区域协同救治体系。目标是通过培训与教育,提高公众健康及急救知识水平,并向急救系统和各级医疗单位灌输院前心梗的早期识别、信息传输及诊疗的绿色通道理念,优化流程、缩短转运时间,以最快方式将急性心梗患者送至具有救治能力的医院接受冠脉血管重建治疗,从而有助于提高心梗救治率、降低死亡率,并改善患者长期预后。

流行病学调查显示,因急性心梗死亡的患者中约 50% 是于发病 1 小时内在院外猝死的,其死因多是可救治的致命性心律失常,主要是心室颤动。

急性心肌梗死的院前急救措施如下:①停止任何主动活动和运动。②立即舌下含服硝酸甘油 1 片,每 5 分钟可重复使用,最多 3 次。③若患者含服硝酸甘油无效且胸痛持续超过 5 分钟应立即拨打 120 求救,在救护车接诊患者后 10 分钟内尽快记录全导联心电图,并及时判读结果。一旦提示为急性心梗,应即刻将患者胸痛及心电图等信息传输给胸痛中心,同时给予阿司匹林 300 mg. 替格瑞洛 180 mg 嚼服,还可静注肝素 3 000～5 000 IU,并尽快直接向有急诊 PCI 条件的医院转运。在救护车接送患者到医院的途中,应由专业医护人员全程予以心电及血压监护,还要求救护车上配备紧急电复律设备,并有保障血压甚至静脉溶栓等治疗条件。

(二)急性心梗患者的院内治疗

之前都习惯先将急性心肌梗死患者收入心内科心脏病监护病房(cardiac care unit, CCU),按部就班地进行监护、对症处理、有条件者再给予血管重建等特殊治疗。现在应当把上述处理顺序颠倒过来,即在确诊急性心梗的第一时间必须先给予有效的抗栓治疗,再以最快速度实施静脉溶栓或急诊 PCI 完成冠脉血管重建,最后才送入 CCU 病房进行监护、对症和防止并发症等处理。

1. STEMI 的治疗

(1)抗栓治疗。为了尽快起效,应如上所述给患者即刻嚼服负荷量的双联抗血小板药物。首选阿司匹林 300 mg+替格瑞洛 180 mg,若没有替格瑞洛或存在高龄、高出血风险等替格瑞洛相对禁忌证的患者可选用阿司匹林 300 mg+氯吡格雷 600 mg,然后口服维持量的双联抗血小板药物 12 个月，再改为单用阿司匹林长期服用。为加强急性期的抗栓效果，还可同时静脉使用肝素，不便之处是需要频繁监测活化部分促凝血酶原激酶时间（activated partial thromboplastin time，aPTT）或活化凝血时间（activated coagulation time，ACT），宜保持凝血时间延长到正常的 1.5~2 倍。近年更多使用低分子肝素（首选依诺肝素）来抗凝，0.6 ml、q12 h 皮下注射，可连用 3~7 天。期间不需监测 aPTT 等指标来调整剂量，且出血发生率较低。最近更有临床试验显示，新型口服抗凝药物（如利伐沙班等较低分子肝素）有更好的疗效和安全性。

（2）再灌注治疗。再灌注治疗主要有两条途经，即药物溶栓和 PCI。如果发病在 3 小时内，药物溶栓与直接 PCI 两种方式效果相近，都可选用。但有以下情况推荐选择介入治疗：①有熟练的 PCI 技术和条件，尤其是能在入院后 90 分钟内开通梗死血管；②高危 STEMI 患者，提示为冠脉前降支近段闭塞的广泛性前壁心肌梗死、伴发心源性休克、伴发急性左心衰（Killip 分级达 3 级以上）等；③有溶栓禁忌证；④发病时间超过 3 小时；⑤不能确定为 STEMT。

1）药物溶栓治疗。优点为价廉、应用方便、各级医院均可开展。缺点为禁忌证多（仅 50% 的 STEMI 患者有用药适应证）、TIMI 血流分级 3 级者血流再通率约 50%、出血风险大、残余狭窄继续存在、再梗死率高、多数需要再行 PCI。应充分认识到溶栓疗效具有明显的时间依赖性，溶栓距病时间越短，梗死相关血管再通率越高。因此，溶栓治疗主要用于没有条件做急诊 PCI、发病在 12 小时（最好是 3 小时）以内、无溶栓禁忌证的急性心肌梗死患者。故在我国广大的偏远基层医院溶栓治疗仍是不可或缺的。

溶栓治疗的主要禁忌证包括：①既往任何时间发生过出血性脑卒中，1 年内发生过缺血性脑卒中或脑血管事件；②颅内肿瘤；③活动性消化性溃疡，或近期（2~4 周）活动性内脏出血（月经除外）；④可疑主动脉夹层；⑤未控制的超高血压[收缩压>180 mmHg（24.0 kPa），舒张压>110 mmHg（14.7 kPa）]或有严重的慢性高血压史；⑥目前正在使用治疗剂量的抗凝药[国际标准化比值（INR）为 2~3]伴有已知的出血倾向；⑦近期（2~4 周内）有创伤史，包括头部外伤、创伤性心肺复苏或较长时间（超过 10 分钟）的心肺复苏；⑧近期（3 周以内）有外科大手术史，或者近期（2 周以内）有不能压迫部位的大血管穿刺史；⑨妊娠。

目前常用的有尿激酶（urokinase，UK）、链激酶（streptokinase，SK）或重组链激酶（recombinant SK，rSK）、重组组织型纤维蛋白溶酶原激活剂（recombinant tissue-plasminogen activator，rt-PA）、重组葡激酶（recombinant-staphylokinase，r-STA）等。其中我国最常用的是：①UK，总量为 150 万 U，先用 30 万 U 静脉注射，余下的 120 万 U 于 30 分钟内静脉滴注；②rt-PA，总量为 50 mg，先用 8 mg 静脉注射，余下的 42 mg 在 90 分钟内静脉滴注。

2）介入治疗。优点为禁忌证少、出血风险小、闭塞冠脉开通的成功率>95u/o、TIMI 血流分级 3 级血流再通率约 90%、残余狭窄几乎为 0、再梗死率低。缺点为要求条件高（特殊设备和专业人员）、费用高，且要求从人院到球囊扩张开通闭塞血管（door-toballoon)的时间<90分钟。

急诊介入治疗的适应证包括急性心肌梗死起病12小时以内者、超过12小时但仍有持续胸痛伴ST段抬高者、伴发心源性休克者没有起病时间限制均需介入治疗。

急诊PCI时需注意以下要点：首选经桡动脉人路以减少穿刺点的出血并发症，对血栓负荷重者应先抽吸血栓，对存在斑块破裂或残余狭窄较重的罪犯病变应常规植入支架且首选新一代药物洗脱支架。

总之，对STEMI的诊治必须争分夺秒，因为"时间就是心肌，时间就是生命"，尤其是尽早应用再灌注治疗方法，可进一步改善患者的近期及远期临床预后。医生在接触患者的第一时间，通过迅速询问胸痛等病史，描记18导联心电图并观察其动态变化，需要时再结合血清心肌损伤标志物变化，常能快速做出正确诊断。随即给予负荷量抗血小板药物(阿司匹林、氯吡格雷)嚼服，同时，通过绿色通道将患者转送至有条件的医院心导管室行直接PCI治疗(Ia类)。若因条件所限无法直接PCI治疗而发病又在12小时以内者，应就地进行溶栓治疗。若溶栓不成功，则立即转送至有条件的医院行补救PCI治疗；若溶栓成功，可在2~24小时内行冠脉造影，并视情况对病变处的残余狭窄行PCI治疗。

(3)一般治疗。

1)监测：包括心电图、血压、血氧饱和度的监测。

2)卧床休息：病情轻者卧床休息1~3天，不稳定或高危者适当延长卧床休息时间。应待症状缓解，血流动力学稳定12~24小时后可开始活动。

3)建立静脉通道：维持水、电解质及酸碱平衡。

4)镇静与镇痛：给予地西泮(安定)使患者处于轻度嗜睡状态。严重胸痛者可给予吗啡3~5 mg静脉注射，必要时每5分钟重复1次，总量不宜超过15 mg，应注意吗啡的不良反应，如恶心、呕吐、低血压、呼吸抑制等。

5)吸氧：伴有呼吸困难或低氧血症者($SaO_2<90\%$)、肺水肿或持续心肌缺血的患者尤其需要氧疗。

6)饮食和通便：禁食至胸痛消失，然后进食流质或半流质，逐渐过渡到进普通饮食。必要时给予缓泻剂通便。

7)硝酸甘油：静脉滴注24~48小时后改为口服硝酸酯类药物。注意，收缩压低于90 mmHg(12 kPa)、心率<50次/分或心率>100次/分应禁用硝酸甘油，下壁伴右心室梗死者应慎用硝酸甘油。

8)强化调脂治疗：调脂治疗主要使用他汀类药物，如阿托伐他汀20~40 mg/d或瑞舒伐他汀10~20 mg/d。调脂治疗目标是将LDL-C降低50%以上或降至1.4 mmol/L以下。单用他汀类药物常不能达成上述目标则应再联用依折麦布10mg qd。对于家族性高胆固醇血症(familial hypercholesterolemia, FH)患者，可能还要再加用PCSK9抑制剂才能控制其极高的LDL-C水平。

9)其他：ACEI/ARB 与 β 受体阻断药若无禁忌证均应常规使用；出现严重快速室性心律失常首选胺碘酮治疗，紧急情况可采用电复律；出现严重缓慢性心律失常应安置临时起搏器；严重心衰特别是伴心源性休克者，在相应药物治疗的同时采用主动脉内气囊反搏（intraaorta ballon pumping，IABP）等机械辅助循环装置常能有效帮助患者度过急性危险期。

（三）NSTEMI 的处理

NSTEMI 的治疗原则是积极抗栓而不溶栓，同时需对患者进行危险分层，以决定进一步介入治疗的时机。危险性越高的患者越是需要尽早开始介入治疗。其他药物治疗与 STEMI 患者相同。

参与 NSTEMI 危险分层的因素主要有：年龄、糖尿病史、ST 段压低程度、肌钙蛋白升高的水平、心电活动是否稳定、血流动力学状态是否稳定等。凡有药物难治性反复性胸痛或持续性胸痛发作；明显 ST-T 动态改变，特别是出现间歇性 ST 段抬高；明显左心衰；低血压休克、致命性心律失常；新出现心梗后机械并发症等患者，属于极高危患者，应抓紧时间争取在 2 小时内行冠脉造影及 PCI 治疗。其余患者冠脉介入诊疗的时间要求可适当放宽，高危者应在 24 小时内完成，中、低危者可在 72 小时内完成。

（四）急性心梗患者出院后的长期治疗（二级预防）

冠心病本质上属于后天获得性疾病。大量流行病学调查结果显示，90%的心肌梗死后天可检测、通过可控制的因素预测。这些因素按权重排序依次为：血脂异常、吸烟、糖尿病、高血压、腹型肥胖、缺乏运动、蔬菜和水果摄入不足、精神紧张等。一项国际、多中心合作的研究结果表明，10 例心肌梗死 9 例可以被解释，6 例心肌梗死 5 例可以被预防。用于急性心肌梗死患者恢复后防止再次梗死并降低其死亡危险的二级预防策略（ABCDE 策略）如下。

（1）Aspirin(阿司匹林)、ACEI(血管紧张素转换酶抑制药)。

（2）β-blocker(p 受体阻断药)、Blood pressure control(控制血压)。

（3）Cholesterollowing(降低胆固醇，他汀类药物)、Cigarette quitting(戒烟)。

（4）Diabetes control(控制血糖)、Diet(合理饮食)。

（5）Exercise(运动)、Education(患者健康教育)。

除此之外，许多经历心梗的患者都有心功能受损并伴有焦虑、抑郁等心理障碍，需要指导他们进行科学的运动康复及心理康复。部分大面积心梗患者遗留有严重心功能不全，需要持续进行抗心衰药物治疗，必要时还可辅助应用心脏再同步疗法（cardiac resynchronization therapy，CRT）等器械治疗。未来随着技术的发展和成熟，用干细胞移植去再生、修复梗死的心肌细胞将为心梗治疗带来更好的前景。

第三节　慢性心力衰竭的非药物治疗

慢性心力衰竭是一种由各种病因导致器质性心血管疾病的复杂临床症状群，为各种心血管疾病的终末阶段，是临床上常见的危重症。目前慢性心力衰竭（心衰）的治疗手段主要有药物治疗和非药物治疗。近年来随着对慢性心力衰竭发病机制的深入研究，涌现出越来越多的针对慢性心衰的非药物治疗手段，诸如微创介入、双心室同步治疗、基因治疗及干细胞治疗等，为药物治疗效果不佳的慢性心衰患者带来了希望。

一、机械性辅助循环支持

对药物治疗无效的慢性心力衰竭患者，机械性辅助循环支持为重要的辅助治疗手段；而且当心力衰竭无法逆转，需要行心脏移植时，机械性辅助循环支持也可作为一种过渡治疗。目前机械性辅助循环手段主要有 IABP、体外膜式氧合（extracorporeal membrane oxygenation，ECMO）及心脏机械辅助装置。

（一）主动脉球囊反搏

它是治疗心力衰竭的有效手段，其疗效优于药物，为常用心脏机械性辅助手段之一。IABP 主要是将与外界相通的球囊安置在降主动脉近心端，心脏收缩前，气囊排气，主动脉内瞬间减压，心脏射血阻力减少，心肌耗氧减少；心脏舒张时球囊充气，主动脉舒张压升高，增加心肌供血和供氧，从而达到反搏辅助循环的效果。IABP 可用于心脏术后心肌功能障碍患者、PCI 手术前后辅助、急性心肌梗死导致的心源性休克及失代偿的慢性心力衰竭患者。

（二）体外膜式氧合

它为人工心肺支持技术，即人工肺和人工心脏。它是通过静脉插管将患者的静脉血引至体外，经过氧合器气体交换后，再通过动脉或静脉将氧合血输回患者体内，从而供氧并排出机体内的二氧化碳。达到减轻心脏前负荷、增加组织灌注的目的。ECMO 适用于心脏手术后心源性休克、急性心肌炎、急性心肌梗死后导致的心源性休克、心肌病的过渡治疗及急性肺栓塞引起的右心衰。ECMO 最常见的并发症为出血，可能与长期使用肝素与凝血因子消耗有关。

(三)心室辅助装置

心室辅助装置是将心脏或静脉系统中的血液直接泵入动脉系统，从而部分或全部替代心室做功的人工机械装置。目前有左心室辅助装置；右心室辅助装置和全人工心脏。心室辅助装置既可辅助左心室，将左心房血液引出，泵入主动脉；又可辅助右心室，将右心房血液直接泵入主肺动脉。

全人工心脏能同时支持体循环和肺循环，能保持双心室排血量的平衡，而且能根据生理需求改变心排血量。相对于心室辅助装置，全人工心脏适用于心肌坏死面积大、心脏结构遭到破坏的患者，但安置人工心脏创伤更大、风险更高。由于其心脏替代功能要强于其他同类装置，故可作为心脏疾病治疗的"底线守护者"。

二、心脏再同步治疗及植入型心律转复除颤器

慢性心衰患者死亡的主要原因为进行性心力衰竭和恶性心律失常。针对前者，心脏再同步治疗(CRT)可以改善患者的心功能，降低由于进行性心衰所致的死亡；而针对后者，ICD可以自动感知恶性心律失常，从而有效防止因恶性心律失常导致的心脏性猝死。就本质而言，无论是CRT，或者是ICD，其实都是一种心脏起搏器。只不过CRT是带有同步治疗功能的心脏起搏器，而ICD是带有自动复律、除颤功能的心脏起搏器。

(一)CRT

慢性心力衰竭的患者多存在心室传导异常，因此房室、室间或室内运动不同步，从而引起心室舒张期充盈时间缩短、心脏泵血能力下降。CRT则是在传统右心房、右心室双心腔起搏基础上通过冠状静脉窦起搏左心室，按照一定的房室间和室间顺序发放刺激，实现正常的心房、心室电激动传导，以改善心脏的不协调运动，恢复房室、左右室间和左室室内运动的协调性，使心脏功能得到改善。CRT分为CRT-P和CRT-D。只具有起搏功能的再同步治疗称为CRT-P，同时兼具自动除颤功能的再同步治疗称为CRT-D。虽然已有研究表明CRT能显著改善心衰患者的生活质量，降低总死亡率，但CRT尚不能完全取代药物治疗。药物治疗仍是CRT发挥作用的先决条件之一。而且，如何确定最佳电极起搏位置及最佳程控参数、如何客观评价CRT疗效、如何选择合适的CRT患者等一系列问题尚待解决。

(二)ICD

慢性心力衰竭的患者由于存在心肌纤维化、心肌细胞肥大以及神经内分泌功能紊乱，更易发生恶性心律失常(室性心动过速、心室颤动)。ICD系统能持续不断地监测患者心脏

的节律，当监测到任何异常的心脏搏动时，它将采取电疗措施从而恢复心脏的正常节律。ICD 系统主要由 ICD 及电极两部分组成。其中 ICD 表面为钛金属，内部由微处理器、集成电路块及一个电池组成。

三、心脏移植

自 1967 年南非医生 Barnard 成功实施了人类第一例同种异体原位心脏移植术后，随着免疫抑制药的出现及心脏保护技术的改进，心脏移植技术日趋完善，逐渐成为对药物治疗难以奏效的终末期心衰患者的最有效措施。目前心脏移植主要适用于经内外科常规治疗无效的终末期心衰患者，且无不可逆的重度肺动脉高压或肺动脉压≤60 mmHg、其他重要器官功能正常或者可逆、患者精神状态稳定和对生活充满信心。成功心脏移植后，50%的患者可恢复工作，40%的患者心功能达到 I 级，6 年生存率可达 60%。然而，感染和排斥反应仍是心脏移植术后死亡的主要原因，且存在合格的供体来源少、手术难度大及费用高等问题。

四、外科心室重建技术

慢性心力衰竭患者由于长期受神经体液因素及心脏前后负荷的作用，心肌结构及功能遭到进行性损害，引起心脏内径和心肌质量的改变，心室不断扩大，最终使左心室变为球形。最近针对慢性心力衰竭患者心室几何形态异常的重建技术引起人们的日益关注。

(一) 左心室减容术

心脏供体缺乏，导致心脏移植手术受限，迫使人们不得不开展多元化的方法，左心室减容术就是其中之一。左心室减容术主要是通过切除左心室部分肌肉，使扩张的左心室容积缩小，逆转左心室重构，从而改善心脏功能。该手术的关键是纠正二尖瓣、三尖瓣关闭不全。手术适应证目前尚无统一标准，一般认为是无法行心脏移植的终末期心衰患者，经内科治疗无效，且无其他手术禁忌证。左心室减容术能在一定程度上改善慢性心衰患者心功能、延长其等待心脏移植的时间。

(二) 背阔肌心肌成形术

将心力衰竭患者的背阔肌游离出来，通过左肋间包裹衰竭的心室，通过植入感知和刺激装置，使背阔肌和心肌同步收缩，从而辅助心脏收缩、防止心脏过度舒张，达到治疗心衰的目的。该技术可作为心脏移植的桥梁性手术。该手术的治疗原理可能为以下三方面：①包裹心脏的肌肉防止心脏的过度扩张；②包裹心脏的肌肉收缩期的主动收缩增加的心脏的射血量；③促进心肌新生血管的形成，改善了血供。该手术的 5 年生存率达 60%以上。

五、干细胞治疗

维持心脏工作的心肌细胞不可逆性死亡是慢性心力衰竭重要的发病机制之一。近年来，干细胞治疗技术日趋成熟，给慢性心力衰竭的治疗带来了突破性进展。干细胞是具备自我复制和多向分化潜能的细胞，当组织受损时，它可通过定向分化成该组织细胞而修复受损组织。干细胞按来源不同可分为胚胎干细胞、内皮组细胞、骨骼肌卫星细胞、骨髓间充质干细胞等。最近的动物研究表明通过将体外培养干细胞注入受损心脏区域，干细胞可分化为心肌细胞改善心脏局部或整体功能。而且移植成活的干细胞还能分化为血管内皮细胞，促进局部心肌新生血管的产生，增加血供，促进顿抑心肌或冬眠心肌细胞功能恢复。此外，干细胞还能分泌一些有益的细胞因子，改善心肌间质成分并抑制心肌细胞凋亡，预防心脏进一步重构。目前干细胞治疗技术尚停留在实验研究阶段，临床研究较少，病例数少，其安全性及有效性等问题还有待进一步观察。总的来说，较心脏移植而言，干细胞治疗取材方便、移植方法及途径较简单，而且自体干细胞还避免了免疫排斥反应，完全可以取代心脏移植成为治疗慢性心衰的主要手段之一。

六、基因治疗

慢性心力衰竭时心肌细胞会出现肥大、收缩力下降、细胞内的一系列基因异常表达。正是基于此，人们提出了基因治疗的概念。基因治疗就是将外源目的基因以一定技术导入体内，通过补充失去正常功能的心肌基因，或抑制其某些基因的过度表达，从而达到治疗心衰的目的。由于慢性心力衰竭涉及多基因的异常，基础研究的基因也比较多，主要集中在以下方面：①增强心肌收缩力的基因，如提高心肌细胞 p 受体基因的表达及跨膜钙转运调控基因的表达；②导入抑制心肌细胞凋亡的基因，如抗凋亡基因 Bcl-2；③导入促进心肌梗死后的新生血管生成的基因，如缺氧诱导因子-1、血管内皮生长因子，内皮型一氧化氮合酶等。目前越来越多的动物研究均显示基因治疗能减轻心衰患者的心脏重构，明显改善心脏功能。但临床基因治疗尚处于试验阶段，其有效性及安全性有待进一步验证，而且还存在伦理学和社会道德问题。

虽然随着人们对心衰发病机制研究的深入了解和新药的应用，慢性心衰的治疗已取得了长足的发展，但其患病率及死亡率仍居高不下。目前，CRT、心脏移植及外科手术等联合应用为心衰的治疗开辟了另一条新的途径。而基于干细胞移植与基因治疗的技术也正向我们展现其更广阔的应用前景及深远的临床意义，将来心衰的治疗策略正逐渐向针对致病基因的靶向治疗方向发展，慢性心衰患者有望从基因靶向治疗中获益。

第四节 心血管疾病的介入性诊疗的临床应用

心血管疾病的介入性诊疗是以心导管进行诊断和治疗心血管疾病的新兴分支学科，是近代临床医学领域中发展最快、最显著的学科之一。

一、冠状动脉造影

冠状动脉造影是用导管技术在心脏冠状动脉内注入造影剂，能准确、清晰地显示活体冠状血管的解剖结构，是冠心病诊断的常用且准确的方法。

（一）用于诊断目的

（1）不明原因的胸痛，无创性检查不能确诊，临床怀疑冠心病。

（2）不明原因的心律失常，如顽固性室性心律失常或新发的传导阻滞，有时需冠状动脉造影除外冠心病。

（3）不明原因的左心功能不全，主要见于扩张型心肌病或缺血性心肌病，两者鉴别往往需要行冠状动脉造影。

（4）PCI 或 CABG 后复发心绞痛。

（5）在治疗先天性心脏病和心脏瓣膜病等的重大手术前，年龄>50 岁、易合并有冠状动脉畸形或动脉粥样硬化者可用于诊断，也可以在手术的同时进行干预。

（6）无症状但疑有冠心病，且从事高危职业如飞行员、汽车司机、警察、运动员及消防队员等，或医疗保险需要。

（二）用于治疗目的

临床冠心病诊断明确，行冠状动脉造影可进一步明确冠状动脉病变的范围、程度，来选择治疗方案。

（1）稳定型心绞痛或陈旧性心肌梗死，内科治疗效果不佳，影响学习、工作及生活。

（2）不稳定型心绞痛，首先采取内科积极强化治疗，一旦病情稳定，积极行冠状动脉造影；内科药物治疗无效，一般需紧急造影。对于高危的以自发性为主的不稳定型心绞痛患者，若伴有明显心电图的 ST 段改变及梗死后心绞痛，也可直接行冠状动脉造影。

（3）发作 6 小时以内的急性心肌梗死（AMI）或发病在 6 小时以上仍有持续性胸痛的AMI，拟行急诊 PCI。如无条件开展 PCI 术，对于有溶栓禁忌证的患者，应尽量转入有条件的医院。AMI 后静脉溶栓未再通的患者，应适时争取补救性 PCI。对于无并发症的 AMI 患者，应考虑梗死后 1 周左右择期行冠状动脉造影；伴有心源性休克、室间隔穿孔等并发症的 AMI 患者应尽早在辅助循环的帮助下行血管再灌注治疗。对于高度怀疑 AMI 而不能确诊的患者，特别是伴有左束支传导阻滞、肺栓塞、主动脉夹层、心包炎的患者，可直接行冠状动脉造影明确诊断。

(4)无症状性冠心病的患者中，运动试验阳性、伴有明显的危险因素者，应行冠状动脉造影。

(5)CT 等影像学检查发现或高度怀疑冠状动脉中度以上狭窄或存在不稳定斑块。

(6)原发性心搏骤停复苏成功、冠脉左主干病变或前降支近段病变的可能性较大者均属高危人群，应早期进行血管病变干预治疗，需要评价冠状动脉。

(7)CABG 后或 PCI 术后，心绞痛复发，往往需要再行冠状动脉造影评价病变。

(三)用于预后评价目的

(1)预后评价。

(2)临床治疗转归与随访。

著名的冠脉介入专家 Sones 名言"只要操作医生称职合格，设备完善，对患者的危险性在可以接受的范围，需要显示冠脉才能解决的临床问题都是冠脉造影的适应证"。

冠状动脉造影对冠脉狭窄程度的心肌梗死的溶栓治疗(thrombolysis in myocardial infarction，TIMI)分级如下。

0 级：无血流灌注，闭塞血管远端无血流。

Ⅰ级：造影剂部分通过，冠脉狭窄远端不能完全充盈。

Ⅱ级：冠脉狭窄远端可完全充盈，但显影慢。

Ⅲ级：冠脉狭窄远端造影剂完全、迅速充盈和消除，类同正常冠脉血流。

二、经皮冠状动脉介入治疗

粥样斑块是导致冠脉狭窄引起冠心病的病理基础。经皮冠状动脉介入治疗(PCI)是用心导管介入技术对冠状动脉血管塑形和去除斑块的方法来恢复血管腔的正常形态而治疗冠心病。常用方法包括：a. 血管塑形，如球囊成形术、冠状动脉内支架等。b. 去除斑块：①切除阻塞物(如冠状动脉腔内斑块旋磨术等)；②切割球囊成形术。c. 冠脉内血栓抽吸术。d. 其他，准分子激光成形术、冠脉内放射治疗等，临床应用较少。

(一)PCI 方法

1. 冠状动脉内血栓溶解

导管介入的冠状动脉内直接注射药物能有效地使血栓溶解，开通闭塞血管。

2. 经皮腔内冠状动脉成形术

经皮腔内冠状动脉成形术(percutaneous transluminal coronary angioplasty，PTCA)是用球囊扩张冠脉的狭窄部位，使粥样斑块撕裂、扩张动脉中膜和外膜、减轻狭窄、增大冠脉内径、改善远端心肌缺血的心脏介入性手术。

3. 冠状动脉内支架

冠状动脉内支架(percutaneous intracoronary stent implantation)是将可被球囊扩张开的多孔不锈钢管架置入病变冠脉内，支撑管壁的心脏介入性手术，主要用于急性血管撕裂及减少血管弹性回缩。球囊扩张的局限性是不能使病变血管"充分扩张"，若强行"充分扩张"可能导致主动脉夹层等并发症，而支架可以弥补其不足。

4. 冠状动脉斑块旋切术

冠状动脉斑块旋切术(coronary atherectomy)是通过旋切导管将冠状动脉内的粥样斑块切除，使冠状动脉血流增加的介入性治疗技术，包括定向冠状动脉内斑块旋切术、冠状动脉腔内斑块旋切吸引术和冠状动脉腔内斑块旋磨术。主要适应证是大血管近端非成角、非钙化的局限性偏心性病变。

(二)PCI 指征

1. 急性 ST 段抬高性心肌梗死(STEMI)

STEMI 患者的 PCI 治疗推荐见表 2-3。

表 2-3　STEMI 患者 PCI 治疗推荐

推荐	推荐类别	证据水平
直接 PCI		
发病 12 小时内(包括正后壁心肌梗死)或伴有新出现的左束支传导阻滞的患者	I	A
伴严重心脏畸形、心力衰竭或心源性休克(不受发病时间限制)	I	B
发病>12 小时仍有缺血性胸痛或致命性心律失常	I	C
对就诊延迟(发病后 12~48 小时)并具有临床和(或)心电图缺血证据的患者行直接 PCI 或溶栓后 PCI	IIa	B
建议所有患者溶栓后 24 小时内送至 PCI 中心	I	A
建议溶栓成功 24 小时内行冠状动脉造影，并根据需要对梗死相关的动脉(infarction-related artery，IRA)行血管重建	I	A
溶栓后出现心源性休克或急性严重心力衰竭时建议行急诊冠状动脉造影，并对相关血管行血管重建	I	B
建议对溶栓失败患者(溶栓后 60 分钟，ST 段下降<50%或仍有胸痛)行急诊补救性 PCI	I	A

推荐	推荐类别	证据水平
溶栓成功后出现再发缺血、血流动力学不稳定、危及生命的室性心律失常或有再次闭塞证据时，建议行急诊 PCI	I	A
溶栓成功后血流动力学稳定的患者，3~24 小时内行冠状动脉造影	IIa	A
非 IRA 的 PCI		
STEMI 多支病变患者在血流动力学稳定情况下		
择期完成非 IRA 的 PCI	IIa	B
可考虑非 IRA 的 PCI，与直接 PCI 同期完成	IIb	B

2. 非 ST 段抬高性急性冠脉综合征(non-elevation-acute coronary syndrome，NSTE-ACS)

NSTE-ACS 患者的冠脉造影及血管重建推荐见表 2-4。

表 2-4　NSTE-ACS 患者的冠脉造影及血管重建推荐

推荐	推荐类别	证据水平
极高危患者，包括：①血流动力学不稳定或心源性休克；②顽固性心绞痛；③危及生命的心律失常或心脏停搏；④心肌梗死机械性并发症；⑤急性心力衰竭伴难治性心绞痛和 ST 段改变；⑥再发心电图 ST-T 动态演变，尤其是伴有间歇性 ST 段抬高。推荐进行紧急冠状动脉造影(<2 小时)	I	A
高危患者，包括：①肌钙蛋白升高；②心电图 ST-T 动态演变(有或无症状)；③Grace 评分>140 分。推荐早期行冠状动脉造影，根据病变情况决定是否采用侵入策略(<24 小时)	I	A
中危患者，包括：①糖尿病；②肾功能不全，eGFR<60 ml/(min・1.73 m^2)；③左心室功能下降(LVEF<40%)或慢性心力衰竭；④心肌梗死后早发性心绞痛；⑤近期行 PCT 治疗；⑥既往行 CABG 治疗；⑦109 分<Grace 评分<140 分；⑧无创性负荷试验时再发心绞痛症状或出现缺血性心电图改变。推荐侵入策略(<72 小时)	I	A
低危缺血患者，先行非侵入性检查(首选心脏超声等影像学检查)。寻找缺血证据，再决定是否采用侵入策略	I	A
根据患者临床情况，合并症、冠状动脉病变严重程度(如 SYNTAX 评分)，由心脏团队或心脏内、外科联合会诊制定血管重建策略	I	C

注：NSTE-ACS，非 ST 段抬高性急性冠状动脉综合征；GFR，估算的肾小球滤过率

3. 慢性稳定性冠心病

慢性稳定性冠心病的血管重建推荐见表 2-5。

表 2-5　稳定性冠心病血管重建推荐

冠心病程度(解剖，功能)	推荐类别	证据水平
针对预后		
左主干直径狭窄>50%[a]	I	A
前降支近段直径狭窄>70%[a]	I	A
二支或三支冠状动脉直径狭窄>70%[a]，且左心室功能受损(LVEF<40%)[a]	I	A
大面积缺血(缺血面积>左心室的10%)	I	B
单支通畅冠状动脉直径狭窄>50%[a]，针对症状	I	C
任一冠状动脉直径狭窄>70%[a]，表现为活动诱发的心绞痛或等同症状，并对药物治疗反应欠佳	I	A

注:[a] 且该冠状动脉直径狭窄<90%并有缺血证据，或血流储备分数≤0.8；LVEF，左室射血分数

(三)其他冠脉诊疗技术

其他冠脉诊疗技术如冠状动脉内超声(intravascular ultrasound，IVUS)、光学相干成像(optical coherence tomography，OCT)、血流储备分数(fractional flow reserve，FFR)测定等已经在大的心脏中心开展，这些新技术的应用推动着冠脉介入技术的日益精准和安全。

三、经导管瓣膜介入治疗术

(一)经皮二尖瓣球囊成形术

经皮二尖瓣球囊成形术(percutaneous balloon mitral valvuloplasty，PBMV)是经皮穿刺股静脉及房间隔，置入球囊导管，扩张二尖瓣狭窄瓣膜的介入治疗方法。适应证为单纯二尖瓣狭窄(mitral valve stenosis，MS)、二尖瓣活动度好；瓣下结构病变轻、无左房血栓、合并二尖瓣关闭不全(mitral valve insufficiency，MI)或主动脉瓣关闭不全(aortic valve insufficiency，AI)仅属轻度、无活跃期风湿、瓣膜超声积分<8分(Wilkins记分法)。

(二)经导管主动脉瓣置换术

经导管主动脉瓣置换术(transcatheter aortic valve replacement，TAVR)是一种微创瓣膜置换术，通过介入导管技术，将人工瓣膜输送到主动脉瓣位置，恢复瓣膜功能。对于不能耐受外科主动脉瓣置换术患者是极好的治疗选择。

绝对适应证包括：①老年退行性钙化性重度主动脉瓣狭窄(aortic valve stenosis，AS)，超声心动图示跨主动脉瓣血流速度≥4 m/s，或跨主动脉瓣平均压差≥40 mmHg，或主动脉瓣口面积<1.0 cm²，或有效主动脉瓣口面积指数<0.6 cm²/m²；同时对于低压差、低流速患者，根据左室射血分数是否正常需进行进一步评估(如行多巴酚丁胺试验)明确狭窄程

度。②患者有主动脉瓣狭窄(分期 D 期)导致的临床症状或心功能降低，包括左室射血分数<50%及 NYHA 心功能分级Ⅱ级以上。③外科手术禁忌或高危，外科手术禁忌是指预期术后 30 天内发生死亡或不可逆合并症的风险>50%，或存在手术禁忌的合并症如胸部放射治疗后、肝功能衰竭、主动脉弥漫性严重钙化、极度虚弱等。④主动脉根部及入路解剖结构符合 TAVR 要求。⑤三叶式主动脉瓣。⑥术后预期寿命>1 年，因目前 TAVR 瓣膜耐久性尚缺乏大规模临床数据支持，对于年龄小于 70 岁的患者应充分考虑其预期寿命及外科手术风险，以决定治疗方法。

适应证为无法耐受外科手术的晚期主动脉狭窄患者。

(三)经导管肺动脉瓣置换术

经导管肺动脉瓣置换术(transcatheter pulmonary valve implantation，TPVI)是一种将人工瓣膜支架经血管输入，通过球囊扩张后展开植入到肺动脉瓣位置的介入治疗方法。

适应证包括：①有严重肺动脉瓣反流以及充分的右心功能不全证据，没有症状，但运动耐量下降的患者；②有严重肺动脉瓣反流伴右心功能不全和(或)右室扩张的有症状的患者；③无论有无症状，中度或重度肺动脉瓣反流合并室间隔缺损术后残余漏、肺动脉分支狭窄、三尖瓣反流，需要介入治疗的患者。

(四)经导管二尖瓣介入治疗

它的适应证为不能耐受外科手术的二尖瓣反流患者，包括经皮二尖瓣修复术和经皮二尖瓣置换术。经皮二尖瓣修复术包括经皮二尖瓣"缘对缘"修复术、经皮二尖瓣成形术、经皮二尖瓣人工腱索植入、心室瓣环重构术、经皮二尖瓣夹合术。其中以经皮二尖瓣夹合术(Mitralclip)最具有代表性也最成熟，我国已经开展此技术。经皮二尖瓣置换术的瓣膜包括 CardiAQ 和 FORTIS 瓣膜，在国外已小规模开展。

四、经导管射频消融治疗快速性心律失常

射频消融术(radiofrequency catheter ablation，RFCA)是用导管电极释放的射频电流(300 k~1 000 kHz 的高频正弦交流电)，产生能量可控的热效应(50~80℃)，使局部组织脱水及凝固性坏死，从而阻断心律失常的折返途径，达到根治快速性心律失常的目的。

适应证包括：①损激综合征合并房室折返性心动过速；②房室折返性心动过速、房室结折返性心动过速、房性心动过速、典型心房扑动和心房颤动；③非典型房扑，发作频繁、心室率不易控制者(三维电解剖标测下消融)；④不适当窦速合并心动过速性心肌病者；⑤单形性、有症状的室性早搏(室早)，药物治疗无效，24 小时内室早大于 1 万次或室早负荷大于 10%；⑥特发性室速；⑦心肌梗死后室速，发作频繁和(或)症状重，药物

预防发作效果不好(三维电解剖标测下消融)。

五、心脏植入式电子设备

心脏植入式电子设备(cardiac implantable electronic devices，CIED)包括心脏永久性起搏器(pacemaker，PM)、ICD、植入式心电事件记录仪(insertable cardiac monitor，ICM)。心脏永久性起搏器是一种植入人体内帮助心脏有规律地跳动的微型"程序刺激"机。它发放脉冲电流，通过电极刺激心脏，以带动心搏，主要用于治疗缓慢性心律失常及部分快速性心律失常。近年来，用于治疗心力衰竭的心脏再同步治疗(CRT)已经广泛应用于临床，70%~80%的心衰合并完全性左束支传导阻滞患者获益。房室束系统起搏技术的兴起为生理性起搏带来了曙光，左束支区域起搏技术由我国学者创立。

1. 心脏起搏器代码

心脏起搏器代码是为了表明不同类型起搏器的工作方式及功能，便于医生交流和工作的起搏器编码。国际通用的起搏器代码现在仍为1987年修改的NBG五位字母代码(表2-6)。

表2-6 NBG五位字母代码(1987年)

位置	I	II	III	IV	V
功能	起搏心腔	感知心腔	反应方式	程控、频率应答和遥测	抗心动过速和除颤
代码	V(心室)	V(心室)	T(触发)	P(简单程控)	P(抗心动过速)
	A(心房)	A(心房)	I(抑制)	M(程控，2种以上)	S(电复律)
字符	D(心房、心室)	D(心房、心室)	D(心房、心室)	C(遥测)	D(心房、心室)
			R(频率应答)		
	O(无)	O(无)	O(无)	O(无)	O(无)

NBG，北美起搏和电生理协会(NASPE)与英国心脏起搏电生理组(BPEG)。如DDDR为房室双腔起搏、双腔感知、R波抑制或P波触发、频率应答起搏器。

2. 人工心脏起搏器的类型

(1)单腔起搏器，如VOO、AOO、VVI、AAI、VVT、AAT。

(2)双腔生理性起搏器，如VAT、DVI、VDD、DDD。

(3)频率应答起搏器，如VVIR、AAIR、DDDR等。

(4)三腔起搏器[三腔为双房一室(左心房、右心房+右心室)，双室一房(左心房、右心室+右心房)]，如CRT(心脏再同步起搏器)、CRT-D(心脏再同步除颤起搏器)等。

(5)四腔起搏器[四腔为双房双室(左心房、右心室+左心房、右心房)]。

(6)抗心动过速起搏器，如DVIMP、DDDMP等。

(7)植入型自动心脏起搏电复律除颤器(automatic implantable pace cardioverter defibrillator，AIPCD)。

六、先天性心脏病的介入治疗

1. 导管动脉导管未闭（patent ductus arteriosus，PDA）介入治疗

适应证：体重≥8kg，具有临床症状和心脏超负荷表现，不合并需外科手术的其他心脏畸形。

（1）弹簧圈封堵器适应证直径≤2mm 的动脉导管未闭。

（2）蘑菇伞封堵器适应证直径>2 mm 的动脉导管未闭。

（3）其他封堵器 Amplatzer Plug、成角型蘑菇伞封堵器等。

2. 房间隔缺损（trial septal defect，ASD）介入治疗

适应证：①年龄≥3 岁；②继发性孔型 ASD 直径 5~36 mm，伴右心容量负荷增加；③缺损边缘至冠状静脉窦、上腔静脉和下腔静脉及肺静脉开口距离≥5 mm，至房室瓣距离≥7 mm；④房间隔直径大于所选用封堵器左房侧盘的直径；⑤不合并必须外科手术的其他心脏畸形；⑥外科术后残余分流。

3. 室间隔缺损（ventricular septal defect，VSD）介入治疗

适应证如下。

（1）膜周部 VSD。①年龄通常≥3 岁；②体重>5 kg；③有血流动力学异常的单纯 VSD，3 mmVSD 直径，<14 mm；④VSD 上缘距主动脉右冠瓣距离≥2 mm，无主动脉右冠瓣脱垂及主动脉瓣反流。

（2）肌部 VSD，直径>3 mm。

（3）外科术后残余分流。

（4）心肌梗死或外伤后 VSD。

4. 主动脉缩窄球囊扩张术

适应证：①主动脉缩窄外科术后再狭窄；②未经外科手术的主动脉缩窄（局限性隔膜型）。

5. 肺动脉及肺静脉分支狭窄经皮球囊血管成形术

6. 镶嵌治疗（hybrid procedure）

利用心脏介入和传统外科手术相结合治疗复杂先天性心脏病的方法。如经导管房间隔造口术、经导管体肺侧支栓堵术、经导管肺动脉瓣打孔术、经导管血管支架置入术等。

7. 房间隔造口术

它治疗完全性大血管错位的姑息疗法，分为限制性和非限制性造口术。

（1）限制性造口术。①右心衰伴低心排血量（如梗阻性肺动脉高压）；②严重右心病

变；③Fontan 手术后伴明显低心排血量、静脉淤血或淋巴循环障碍(蛋白丢失性肠病、乳糜胸、乳糜心包积液等)；④高危 Fontan 手术或一些右心手术时需要保留心房水平适量的交通。

(2)非限制性造口术。①新生儿完全性大动脉转位，增加体循环动脉的血氧饱和度(SaO_2)，改善低氧血症；②右心发育不良综合征，包括三尖瓣闭锁、严重三尖瓣狭窄；③肺动脉闭锁；④二尖瓣闭锁或严重狭窄、右室双出口伴限制性室间隔缺损。

房间隔造口术可通过 Rashkind 球囊、多孔的交通装置、支架等实施。

七、心导管的其他使用范围

其他可使用心导管的情况有肥厚型梗阻性心肌病的化学消融术、大血管疾病的介入治疗(肾动脉狭窄的扩张和支架植入、胸腹主动脉瘤的支架植入术、颈动脉狭窄的扩张和支架植入术、肺动脉栓塞的消融术和取栓术、动静脉瘘栓塞术等)、左心和右心导管检查、心内膜和心肌活检等。

第三章 消化系统疾病及相关诊疗技术

第一节 小肠疾病的诊断与治疗

小肠位于胃和大肠之间，从幽门以下开始直到回盲瓣结束，占整个消化道长度的75%，黏膜面积的90%。小肠疾病的整体发病率占整个消化疾病的0.3%~1%，临床多表现为腹痛、腹部肿块、发热、出血及其他如腹泻、贫血、消瘦等非特异性的症状。小肠常见疾病分类主要有：①急性出血性坏死性小肠炎；②小肠肿瘤；③小肠狭窄；④小肠糜烂和溃疡；⑤小肠手术后病变；⑥小肠先天性结构异常；⑦小肠血管性疾病；⑧小肠寄生虫病；⑨小肠结核；⑩小肠免疫性疾病等。由于小肠其解剖学位置、结构和生理特点，加上小肠疾病临床起病隐匿，临床表现无特异性，临床诊断上主要依赖于各项检查，包括一般的生化检查、肿瘤学标志物检查、免疫学检查，CT、MRI、小肠灌肠气镜双对比造影、放射性核素显像、数字减影血管造影（digital subtraction angiography，DSA）及消化道内镜等特殊检查。随着原有检查手段的改进及新检查手段尤其是胶囊内镜和气囊辅助小肠镜（balloon assisted enteroscopy，BAE）的应用，小肠疾病的诊治近年来有了较大进展，下面就对近年来小肠疾病的诊治进展做简要概述。

一、诊断

1. 腹部平片、口服钡剂造影和小肠灌肠（small bowel enema，SBE）气钡双对比造影

以往小肠疾病的检查手段主要是腹部平片、口服钡剂造影和SBE气钡双对比造影，可显示是否存在肠腔内积气、积液以及肠壁黏膜和肠管形态。Thompson等在对90例怀疑急

性完全性小肠梗阻(small bowel obstruction，SBO)的患者进行腹部平片检查后，认为腹部平片是诊断 SBO 较好的方法。由于小肠较长、走行弯曲、肠管常互相重叠，常规口服钡剂造影检查不能短时间；同时、全面显现整个小肠的形态。国外研究认为通过气钡双对比造影，翻身改变体位，反复细致地观察，可提高诊断阳性率。SBE 需要插管，操作较复杂，且患者比较痛苦，使得 SBE 气钡双对比造影不能普遍开展。

2. 核素扫描

该技术是一项敏感、安全的检查方法，常用于不明原因小肠活动性出血时的检查。临床上主要选用放射性核素 ^{99m}Tc 扫描，^{99m}Tc 扫描对梅克尔憩室(Meckel's diverticulum，MD)有很好的诊断价值。^{99m}Tc-胶体硫扫描可发现出血肠段有放射性核素聚集，能发现出血量在 0.05~0.10 ml/min 的出血部位，检出率明显高于血管造影。^{99m}Tc-RBC 扫描检出率更高，特别对微量慢性出血有其他方法不可替代的作用，不足之处是核素浓集区可能是积血部位而非真正的出血部位，不能用于定性、定位诊断。

3. CT 和正电子发射断层显像(PET)

CT 作为无创伤性的检查手段可用于克罗恩病、不明原因小肠出血、小肠肿瘤等小肠疾病的诊断。Booya 等在对 42 例克罗恩病患者进行 CT 检查，认为小肠肠壁增厚是 CT 诊断该病较重要的征象。Paulsen 等对怀疑小肠疾病的患者进行 CT 检查，认为 CT 是诊断炎症性肠病的首选手段，可显示肠壁分层、增厚等肠周围炎症性改变，亦是诊断小肠肿瘤的重要手段，可显示肿瘤与肠腔外周围结构的关系及有无转移，对肿瘤分期和治疗方案的选择有重要意义。PET 及消化道复合声学造影对小肠肿瘤的意义，国内外已经开始研究，但尚需积累经验和进一步观察效果。

4. MRI

MRI 能够很好地分辨软组织，进行多方位成像、现代 MRI 克服了呼吸运动伪影及肠蠕动伪影的干扰，较其他影像学检查有更大的优越性。MRI 软硬件所具备的优点使胃肠道高分辨率的图像得以快速采集。随着 MRI 技术的发展，如快速扫描、水成像技术和造影剂的完善，MRI 在小肠疾病的应用逐渐广泛。MRI 有多种脉冲序列和成像技术，其中某些特殊序列可用于肠梗阻的诊断，Bemstein 等研究认为 MRI 在诊断克罗恩病方面亦有优势。常用的成像方法为磁共振水成像，因肠液在 MRI 重 T2 加权序列呈高信号，可利用肠道内的液体作为天然造影剂，做横断面、冠状面、矢状面扫描。采用水成像技术，尤其适用于小肠肿瘤引起的肠梗阻，可以显示增厚的肠壁和梗阻性肿块。Ajaj 等的研究认为小肠磁共振水成像技术利用肠壁和腔内对比产生的信号差异显示小肠的形态，有助于克罗恩病的诊断。

5. 多层螺旋 CT(multi-slice spiral computed tomography，MSCT)

CT 小肠灌肠造影(computed tomography enteroclysis，CTE)早在 19 世纪 90 年代中期就已开展，由于早期的单排螺旋 CT 成像质量不高，其没有得到广泛的推广应用。新技术

MSCT 小肠灌肠造影(multi-slice spiral computed tomography enteroclysis，MSCTE)是通过小肠导管插管至十二指肠远段，经导管注入中性造影剂(如甲基纤维素配制成 4%～15% 的泛影酸钠水溶液)或阳性造影剂(如 1% 稀释钡剂)使肠腔充盈，并经 MSCT 增强扫描，将图像进行后处理，使肠腔、肠壁、壁外系膜、腹腔内血管、后腹膜及腹腔内实质脏器多方位显示出来。已经证明 CTE 能够较敏感地诊断克罗恩病及小肠肿瘤。在 Minordi 等的研究中，CTE 诊断小肠疾病的灵敏度、特异度和诊断率分别为 83%、100% 和 89%，与常规小肠造影相比，CTE 能够较好地显示肠壁及肠腔外结构。Schmidt 等认为，CTE 是一项诊断小肠疾病的新技术，能较好地诊断小肠疾病。通过各项数据资料进行冠状面重建，可以增加确诊或排除小肠疾病的可信度。

6. MRI 小肠灌肠造影(magnetic resonance enteroclysis，MRE)

MRE 是一项新的技术，它结合传统小肠造影的优点和 MRI 形态学成像性能，使 MRI 从纯形态学图像诊断发展成为功能与形态相结合的检查方法。MRE 检查需要肠道清洁良好及肠管充分扩张，同时小肠适宜的充盈至关重要。虽然 SBE 气钡双对比造影有利于观察早期黏膜改变，但难以观察肠壁周围及肠系膜的病变，而且患者受到较多的射线辐射。MRE 技术无辐射，具有良好的软组织对比度，且可进行三维成像，可以观察黏膜，同时能够分析肠管周围的改变。

7. 血管造影

常用于疑似小肠疾病引起的不明原因消化道出血的诊断，通常包括肠系膜上动脉、肠系膜下动脉造影，对活动性出血量大于 0.5 ml/s 的患者，血管造影检出率可达 75%～83%。一次未检出者可复查，反复多次检查可提高诊断阳性率。诊断明确后，可即时进行栓塞治疗。

8. 腹腔镜

腹腔镜可直接观察腹腔内病变，尤其对小肠浸润至浆膜层的病变，可进行病理检查，由于该技术属有创性检查，有一定并发症，故其应用受到限制。小肠疾病腹腔镜检查的适应证包括：①小肠梗阻(肠粘连、肠套叠、小肠肿瘤、感染性疾病、炎症性肠病、肠系膜炎性疾病、小肠疝等)的病因诊断和鉴别诊断；②小肠缺血及其原因的诊断；③小肠出血部位的诊断和鉴别诊断；④肠系膜发育异常、系膜根部肿瘤的诊断；⑤慢性腹痛的病因诊断等。近来随着腹腔镜检查技术的提高和普及，其优势得到不断体现。对于小肠病变而言，腹腔镜手术既可以完成对病灶的探查，又可以施行根治性治疗，同时具备创伤小的优点，因而是值得广泛推广的先进技术。

9. 普通推进式小肠镜

电子小肠镜检查也是近年来开展起来的项目，目前国内外使用最多的是推进式小肠镜，可对小肠器质性病变进行诊断、活检及治疗。但检查过程中患者较为痛苦，操作难度较大，耗时较长，同时只能检查近段的部分小肠。

10. 手术中内镜

手术中内镜是在手术过程中，在小肠中段切一个小孔，经切口向口侧进镜可观察至胃及十二指肠，向肛侧进镜可观察至盲肠。结合术前的胃镜、结肠镜检查，它能在手术中观察全部小肠黏膜，使小肠出血检出率提高到93%~100%。血管病变由于光的投射，外科医生可观察到血管畸形等，从而进行病变定位。

11. 胶囊内镜

亦称无线胶囊内镜。2001 年以色列 Given 公司发明的胶囊内镜先期研究结果发表，2001 年 8 月获美国 FDA 批准开始在临床上使用，随后大量的临床应用证实了这一方法的安全性和有效性。

胶囊内镜依靠小肠蠕动使胶囊前进，以数字信号传输图像存储记录。胶囊内镜检查适应证：①不明原因的消化道出血(obscure gastronintestinal bleeding，OGIB)；②不明原因的缺铁性贫血；③疑似克罗恩病或监测并指导克罗恩病的治疗；④疑似小肠肿瘤；⑤监测胃肠道息肉病综合征；⑥疑似或难以控制的吸收不良综合征(如乳糜泻)；⑦检测非甾体消炎药相关性小肠黏膜损害；⑧临床上需要排除小肠疾病者。胶囊内镜检查禁忌证：a. 绝对禁忌证，无手术条件或拒绝接受任何腹部手术者(一旦胶囊滞留将无法通过手术去除)。b. 相对禁忌证，①已知或怀疑胃肠道梗阻、狭窄及瘘管；②心脏起搏器或其他电子仪器植入者；③吞咽障碍者；④孕妇。近年来，随着大规模临床研究数据的积累，研究者发现这一方法明显优越于普通推进式小肠镜、口服钡剂造影、SBE 气钡双对比造影和 CT 等，已经被广泛应用于小肠疾病的诊断。Bresci 等对 64 例怀疑小肠疾病引起消化道出血的患者进行胶囊内镜检查，诊断阳性率为 91%。他们认为胶囊内镜是诊断小肠出血较为有效的措施，而且越早进行胶囊内镜检查，阳性率越高。胶囊内镜能够无创观察小肠全段，获得整个小肠的影像学资料，而且操作简单、患者安全无痛、检查期间患者可正常工作和生活、检查结束后即可正常进食。Leighton 等研究认为在不明原因的消化道出血的诊断率方面，胶囊内镜比普通推进式小肠镜和 SBE 气钡双对比造影高 30%；在克罗恩病诊断方面，胶囊内镜较普通推进式小肠镜、SBE 气钡双对比造影和 CT 明显优越。胶囊内镜技术的最大优点是具有良好的安全性，患者对检查的耐受性好。但目前所有的胶囊内镜在定位、定向方面都不够准确，也不能对肠腔充气，不能进行活检和治疗，其临床价值局限于诊断性应用；而且对于部分胶囊内镜嵌顿的病例，需实施外科手术，部分可采用双气囊小肠镜或腹腔镜等方式取出。

近年来，将磁铁整合到胶囊内镜的全新的磁控胶囊内镜(magnetically guided capsule endoscopy，MGCE)，通过外部磁场控制装置，产生足够的磁力控制胶囊的运动，同时改变受检查者体位来配合检查，可对小肠各个部位进行观察。MGCE 与传统胶囊内镜均具有无创安全、图像清晰等优点。但两种检查方式，都不能进行病理活检和对病变部位进行相应的治疗，且还有部分胶囊内镜嵌顿的病例。

12. 气囊辅助小肠镜

传统的推进式小肠镜进入小肠肠管时，往往只是将屈曲的肠管拉长，而内镜并不能进入小肠的深部，因此观察范围十分有限。双气囊小肠镜(double-balloon enteroscope，DBE)于2001年在日本问世，2003年进入中国临床，它主要由主机、带气囊的内镜和外套管、气泵三部分组成，通过对两个气囊的注气和放气等方法，将内镜送达小肠深部，从而实现对小肠疾病的诊治。2007年，单气囊小肠镜(single-balloon enteroscope，SBE)在日本问世，SBE是在原推进式小肠镜的基础上，加装了带气囊的外套管和气泵，也使得内镜能被送达小肠深部。2008年，美国又推出了螺旋式小肠镜(spiral enteroscope，SPE)，其由内镜和带螺纹的外套管组成，通过旋转外套管将小肠肠管套叠并固定于外套管上，使得内镜逐渐到达小肠深部。目前，我国临床应用最广泛的小肠镜是DBE和SBE，因两者均有气囊辅助，故又统称为气囊辅助小肠镜(BAE)。

BAE通过外套管和内镜的交替插入操作，将小肠远侧肠段牵拉到近侧。根据病变在小肠中的部位不同，选择经口侧或经肛侧进镜。通常情况经口侧进镜可达回肠中下段或末段回肠，经肛侧进镜可达空肠中上段，这样交叉进镜可使操作者对整个小肠进行完全、彻底、无盲区地检查，并能检查出绝大多数的小肠疾病。与推进式小肠镜相比，BAE通过经口侧和经肛侧相结合进镜可完成全小肠检查，而且能够往返多次观察、活检，以及在相应的病变部位进行内镜治疗。

2018年10月，最新版《中国小肠镜临床应用指南》经过中华消化内镜学会小肠镜和胶囊镜学组专家的讨论，对小肠镜检查的适应证与禁忌证做出更新。适应证包括：①潜在小肠出血(及不明原因缺铁性贫血)；②疑似克罗恩病；③不明原因腹泻或蛋白质丢失；④疑似吸收不良综合征(如乳糜泻等)；⑤疑似小肠肿瘤或增殖性病变；⑥不明原因的小肠梗阻；⑦外科肠道手术后异常情况(如出血、梗阻等)；⑧临床相关检查提示小肠存在的器质性病变可能；⑨已确诊的小肠病变(如克罗恩病、息肉、血管畸形等)治疗后复查；⑩小肠疾病的治疗，如小肠息肉切除术、小肠异物(如胶囊内镜等)取出术、小肠血管病变治疗术、小肠狭窄扩张术等；⑪困难的结肠镜无法完成的全结肠检查；⑫手术后消化道解剖结构改变导致常规十二指肠镜无法完成的内镜逆行胰胆管造影术(endoscopic retrograde cholangiopancreatography，ERCP)。禁忌证有绝对禁忌证和相对禁忌证。a. 绝对禁忌证：①严重心、肺等器官功能障碍者；②无法耐受或配合内镜检查者。b. 相对禁忌证：①小肠梗阻无法完成肠道准备者；②有多次腹部手术史者；③孕妇；④其他高风险状态或疾病患者(如中度以上食管-胃底静脉曲张者、大量腹水等)；⑤低龄儿童(<12岁)。

DBE对小肠疾病的总体诊断率为40%~80%，DBE检查过程较长，平均90~120分钟。

可在静脉镇静、麻醉下进行，无明显不适反应。检查结束后患者偶有咽喉部不适、头晕、腹胀、腹痛、恶心和呕吐等不良反应，但均能自行缓解。双气囊小肠镜检查较安全，一般无与操作相关的消化道出血、急性胰腺炎、消化道穿孔和其他并发症。

通过活检孔道插入超声小探头进行的小肠腔内超声（intraluminal small intestinal ultrasonography，ISIU）是一种在 DBE 基础上临床安全、可行的用于小肠疾病诊断的辅助手段，尤其对小肠黏膜下肿瘤的鉴别、肿瘤的分期以及早期克罗恩病（Crohn's disease，CD）的诊断具有较好的临床价值。

SBE 对小肠疾病的总体诊断率为 41%~65%，SBE 检查技术是一种新型安全、高效的检查手段，具有观察范围大、图像清晰、视野控制自如等优点。它既能够发现细小病变，又能同时进行活检和内镜下治疗，使医生能够对以往难以触及到的区域进行直接观察、活检和治疗。

总之，全消化道钡餐、小肠灌肠气钡双对比造影、血管造影等常规检查在小肠疾病中的诊断率较低；推进式小肠镜因操作性较差或仅能插至近端空肠，诊断率亦较低；胶囊内镜对小肠疾病有较高的诊断率，为诊断小肠疾病的主要方法，但无活检和治疗功能，且不能用于怀疑小肠不完全性梗阻患者的诊断，亦有局限性。多项研究显示，胶囊内镜在不明原因的消化道出血的小肠病变中诊断率高于 BAE，且可指导双气囊小肠镜进镜方式的选择，减少盲目检查所带来的不良后果，但对肿瘤等疾病的诊断率则显著低于后者。小肠肿瘤治疗前病变部位的确定和活检非常重要，它有助于决定治疗方案的选择；同时可在病变狭窄部位通过小肠镜预先在黏膜下注射 10 g/L 的靛胭脂 2 ml，作为外科手术的明确定位。BAE 具有胶囊内镜所缺乏的诸多优点，如充气、吸引、冲洗、反复观察、活检和内镜下治疗等，因此 BAE 可作为诊断怀疑小肠狭窄，特别是肿瘤引起的小肠狭窄的首选检查方法。目前，专家们普遍认为胶囊内镜具有易吞咽、无创、无交叉感染、经济、方便、无需住院等特点，而双气囊小肠镜较胶囊内镜最大的优点在于具有活检及内镜下治疗的功能，但在不明原因的消化道出血首选检查方式的问题上仍存在争议。有学者认为，胶囊内镜因无创、并发症较少应作为一线工具；也有学者认为，双气囊小肠镜具有活检功能可为疾病诊断提供确诊依据，应首推双气囊内镜；还有学者认为应二者结合共同使用。术中小肠镜被认为是小肠疾病诊断的"金标准"。

二、治疗

1. 内科药物治疗

某些小肠疾病可用药物治疗，如急性出血性坏死性小肠炎可予以抗感染治疗，小肠间质瘤用伊马替尼有一定疗效，小肠腺癌、小肠淋巴瘤可适当化疗；小肠克罗恩病可予以柳氮磺吡啶、类固醇激素、免疫抑制药治疗，非甾体类药物相关性小肠溃疡可应用肠黏膜保护剂，小肠白塞病应用类固醇激素和免疫抑制药，盲袢综合征可用甲硝唑，小肠毛细血管扩张症用雌激素有一定疗效，小肠寄生虫病可用驱虫治疗，小肠结核予以抗结核治疗，嗜酸细胞性肠炎可用类固醇激素、免疫抑制药治疗，原发性小肠淋巴管扩张症予以营养支持、生长抑素、抗纤溶酶治疗等。

2. 内镜下治疗

应用双气囊小肠镜可开展以下治疗：①止血术；②息肉及黏膜切除术；③气囊扩张术；④支架置入术；⑤异物取出术等。

3. 外科手术

对于内科药物治疗无效和内镜下不能处理的小肠病变，可通过外科手术予以止血、病变切除，发生完全性肠梗阻或肠穿孔等并发症亦需外科手术治疗。

第二节　功能性胃肠病的诊断与治疗

罗马委员会在 Rome Ⅳ 标准中正式提出脑，肠互动障碍（disorders of gut-brain interaction）的概念，功能性胃肠病（functional gastrointestinal diseases，FGIDs）为脑-肠相互作用疾病。它是一组根据以下任何相关胃肠道症状组合进行分类的疾病：胃肠运动障碍、内脏高敏感性、黏膜和免疫功能改变、肠道微生物种群改变，以及中枢神经系统功能改变。FGIDs 发病率很高，在普通人群的发生率达到 23.5%～74%，在胃肠专科门诊中为 42%～61%。FGIDs 逐年增多，是近年导致消化疾病谱变化的主要疾病。FGIDs 具有下列临床特征：①发病率高，推测仅次于上呼吸道感染；②病理生理机制复杂，尚不完全清楚；③慢性起病，症状反复发作或慢性迁延，病程可达数年至数十年；④症状多样，但全身状况不受影响；⑤多伴有神经精神症状，如失眠、焦虑、抑郁、恐惧、疑病等，但并非心理疾病；⑥种类繁多，Rome Ⅲ 标准分类为成人 6 类 30 种和儿童 2 类 17 种，其中最常见的是功能性消化不良（functional dyspepsia，FD）及肠易激综合征（irritable bowel syndrome，IBS）。

一、概述

（一）发病机制

FGIDs 的发病机制尚不完全清楚，病理生理过程复杂，可能与胃肠运动障碍、内脏高敏感性、黏膜和免疫功能障碍、脑。肠轴功能调节障碍等因素有关。研究显示 FGIDs 已经成为现代生物-心理-社会医学模型的典型代表。

1. 胃肠运动障碍

强烈的情感和环境应激可导致健康人的食管、胃、小肠和结肠运动紊乱、减慢或增强。FGIDs 患者对应激(心理或生理的)的反应更加敏感。近年来胃肠动力检测方法增多,包括测压、pH 检测、X 线钡钡餐造影、放射性核素检查、胃电图及多通道腔内阻抗技术等,已被广泛应用于胃肠动力研究与临床诊断中。

2. 内脏高敏感性

内脏高敏感是指引起内脏疼痛或不适的刺激的阈值降低、内脏对生理性刺激产生不适感或对伤害性刺激反应强烈的现象。目前认为内脏高敏感性是 FGIDs 产生症状的主要原因之一。FGIDs 患者多表现为内脏的痛觉过敏或者痛觉异常。食管源性的功能性胸痛、上腹疼痛综合征、IBS 和功能性腹痛综合征的疼痛症状与内脏高敏感性有关,与胃肠动力的关系并不密切。FGIDs 患者内脏高敏感性还表现为内脏—躯体牵涉痛的异常放大,内脏感觉可牵涉到大面积躯体表面。研究发现约 50% 的 FGIDs 患者存在内脏—躯体牵涉痛的异常放大现象。研究显示内脏高敏感性与中枢兴奋性增加、内脏传入信号下调机制的变化有关,肠黏膜和肠肌神经丛的受体敏感性改变与肠道炎症、肠神经附近肥大细胞脱颗粒、5-羟色胺增加、肠道菌群变化或感染有关。

3. 脑-肠轴双向调节失调

脑-肠轴将大脑情感和认知中枢与胃肠道外周功能相联系,外在感觉(视觉、嗅觉)或者内在感受(情感、思维)信息通过高级中枢的神经连接可影响胃肠道的感觉、运动、分泌和炎症。反之,内脏的效应也可影响中枢的痛觉、情绪和行为。FGIDs 的一个特征是在心理应激的情况下对环境刺激的运动和感觉反应性增加。神经胃肠病学的快速发展,脑—肠轴研究的深入,包括改良的胃肠道动力评估法、检测胃肠道内脏感知的方法、刺激胃肠道引起的脑影像学变化(如 PET、功能性 MRI),以及心理测试和脑肠肽的研究进展,为社会心理因素与 FGIDs 的相互作用提供了可靠的研究手段。目前研究表明脑—肠轴通路上任何水平的异常都将引起 FGIDs 的症状,包括肌肉、腺体和感觉器官、肠神经系统(entral nervous system,ENS)、脊髓神经节、脑干、中枢等多环节,均可形成放大的病理生理效应的反射环路,可导致不同的临床症状。

4. 遗传易感性及社会心理因素

遗传因素决定某些个体易患 FGIDs,而环境因素使疾病得以表现出来。流行病学调查资料显示胃肠门诊的 FGIDs 患者中,42%~61% 伴有心理障碍。心理应激可影响健康人的胃肠道功能并产生症状,但在 FGIDs 患者更明显;心理创伤(如性或身体上的虐待史)可降低疼痛阈值,表现更多症状。FGIDs 可对社会心理产生影响,对幸福感、日常功能状态、控制症状的能力,以及工作均有影响。

1988 年制定了 FGIDs 最初的诊断标准——Rome 标准,1999 年制定了 Rome II 标准,

2006 年修订了 RomeⅢ标准，2016 年修订了 Rome Ⅳ 标准。FGIDs RomeⅣ的诊断阈值设定为诊断前 6 个月有症状，近 3 个月病情活动（每周发作至少 1 天），包括 8 个种类（30+17），增减了 5 种疾病亚型，更新了诊断食管疾病、胃十二指肠疾病、肠道疾病的标准和 IBS 认知，RomeⅣ删除了某些文章标题和诊断名称中"功能性"一词，来更为贴切地突出发病机制、最低程度地使用"功能性"一词，并反映出新的脑-肠互动信息。

FGIDs 的 RomeⅣ标准以症状为依据，每一部位分类都包括数种疾病及相对特异性的临床表现，共包括成人的 6 类 30 种分类和儿童的 2 类 17 种分类。

A. 食管疾病。

B. 功能性胃十二指肠疾病。

C. 功能性肠道疾病。

D. 中枢调控的腹痛综合征。

E. 胆囊和 Oddi 括约肌功能障碍。

F. 功能性肛门直肠疾病。

G. 新生儿和婴幼儿功能性疾病。

H. 儿童和青少年功能性疾病。

（二）诊断标准

中华医学会消化病学分会 2007 年制定了 FGIDs 诊断和治疗的相关指南。2010 年亚太胃肠动力组织（YAMA）也制订了 FGIDs 相关指南，称 YAMA 标准。目前国际、国内 FGIDs 临床诊断多采用 2006 年 RomeⅢ标准，常见 FGIDs 诊断标准如下。

A. 癔球症诊断标准必须符合以下所有条件：①持续或间断发作的咽喉部非痛性团块感或异物感；②感觉发生于两餐之间；③无吞咽困难或吞咽痛；④没有胃食管酸性反流引起症状的证据；⑤没有伴组织病理学异常的食管动力障碍。

诊断前症状出现至少 6 个月，近 3 个月症状符合以上标准。

B2. 暖气症

B2a. 暖气症诊断标准必须符合以下所有条件：①令人烦恼的反复暖气，每周至少发生数次；②暖气可被客观观察或检测到。

诊断前症状出现至少 6 个月，近 3 个月症状符合以上标准。

B2b. 非特异性过度暖气诊断标准必须符合以下所有条件：①令人烦恼的反复暖气，每周至少发生数次；②没有过度暖气引发症状的证据。

诊断前症状出现至少 6 个月，近 3 个月症状符合以上标准。

B3b. 功能性呕吐诊断标准必须符合以下所有条件：①呕吐平均每周发作一次或一次以上；②无进食障碍、反刍或无主要精神症状；③无自行诱导的呕吐和长期应用大麻；④无可以解释引起反复呕吐的中枢神经系统异常或代谢性疾病。

诊断前症状出现至少 6 个月，近 3 个月症状符合以上标准。

C2. 功能性腹胀诊断标准必须符合以下两点：①3 个月内，每月至少有 3 天反复出现腹胀感或可见腹部膨胀；②没有足够的证据诊断功能性消化不良、肠易激综合征或其他功能性胃肠病。

诊断前症状出现至少 6 个月，近 3 个月症状符合以上标准(腹胀但排便习惯无改变区别于 IBS)。

C3. 功能性便秘诊断标准

(1)必须符合以下两点或两点以上①至少 25% 的排便感到费力；②至少 25% 的排便为块状便或硬便；③至少 25% 的排便有不尽感；④至少 25% 的排便有肛门直肠梗阻感/阻塞感；⑤至少 25% 的排便需以手法帮助(如以手指帮助排便、盆底支持)；⑥每周排便<3 次。

(2)不使用轻泻药时几乎无松软便。

(3)没有足够的证据诊断 IBS。

诊断前症状出现至少 6 个月，近 3 个月症状符合以上标准。

C4. 功能性腹泻诊断标准至少 75% 的排便为不伴腹痛的松软(糊状)或水样便。

诊断前症状出现至少 6 个月，近 3 个月症状符合以上标准(无痛性松软便为特征)。

D. 中枢调控腹痛综合征诊断标准必须符合以下所有条件：①持续或近乎持续的腹痛；②疼痛与生理事件(如进食、排便或月经)无关或仅偶尔有关；③日常活动能力部分丧失；④疼痛并非伪装(如诈病)；⑤症状不满足其他能解释疼痛的功能性胃肠病的诊断标准。

诊断前症状出现至少 6 个月，近 3 个月症状符合以上标准。

报警症状和体征：FGIDs 的诊断为排他性诊断，应先判断有无下列提示器质性疾病。对有下列"报警症状和体征"者，必须进行彻底检查直至找到病因：①45 岁以上，近期出现消化不良症状；②有消瘦、贫血、呕血、黑便、吞咽困难、腹部肿块、黄疸等症状；③消化不良症状进行性加重。

(三) 治疗

FGIDs 的治疗目的不是"治愈"疾病，而是消除患者顾虑、改善症状、提高患者生活质量。引进多维度临床资料剖析(multi-dimensional clinical profile，MDCP)，可以全面捕捉每位患者的临床表现，主张规划个体化、对症、分级的治疗原则。

1. 建立良好的医患关系

医生必须仔细倾听患者的不适与担心，完成合理的检查与恰当的诊断后给予患者耐心的健康宣教和安慰。研究显示医生对患者的诊断信心与患者的症状严重程度成反比。如果在检查之前就以草率的方式安慰患者，则通常效果不佳。医生需要告诉患者该病是良性疾病，也不是心理疾病。

2. 饮食调整

去除诱因，建立良好的生活习惯，避免炯、酒和非甾体药物的使用。

3. 心理行为疗法

FGIDs 伴随失眠、焦虑、抑郁、头痛等精神症状，部分患者与"恐癌"心理有关。心理行为疗法包括心理治疗、认知疗法、催眠术、生物反馈术等。IBS 患者与焦虑、抑郁并存，抗抑郁治疗有效。三环类抗抑郁药可减慢传导，对抗抑郁有效但不良反应大。再摄取抑制药如帕罗西汀起效慢，服用时间长，应缓慢停药。

4. 药物治疗

FGIDs 目前尚无特效治疗药物，主要是经验性治疗。脑-肠轴功能失调、内脏高敏感性及胃肠动力调整的治疗方法涉及肠道和脑的神经肽及其受体，可能的药物包括最初的 5-HT 及其类似物、脑啡肽和阿片类激动药、P 物质、降钙素基因相关多肽、胆囊收缩素、神经激肽受体、促肾上腺皮质释放激素拮抗药等。

二、功能性消化不良

(一)概念

消化不良根据其病因可分为器质性消化不良和功能性消化不良(FD)两大类。器质性消化不良是指有明确的病因，可能是由胃肠道疾病引起，也可能与肝、胆、胰系统疾病有关，甚至也可能由其他系统的疾病引起，如肾功能不全、甲状腺功能亢进症等。FD 指具有上腹部疼痛或烧灼感、餐后上腹饱胀和早饱感，伴食欲减退、嗳气、恶心或呕吐等上消化道症状，经检查排除引起这些症状的器质性疾病的一组临床综合征。

(二)病因和发病机制

FD 病因及发病机制尚不清楚，可能与下列因素有关：①胃动力障碍；②内脏高敏感性；③胃酸分泌；④幽门螺杆菌感染；⑤精神心理因素；⑥其他，脑力劳动、工作紧张、睡眠质量差、服用 NSAIDs 和饮食不当等。

(三)临床表现

1. 症状

(1)消化不良症状。特异的症状包括餐后饱胀、早饱感、上腹疼痛和上腹烧灼感，部分可伴食欲减退、嗳气、恶心或呕吐等。常以某一种或者某一组症状为主，在病程中症状也可以发生变化。以餐后饱胀、早饱感和上腹部疼痛最常见。

（2）神经精神症状可有失眠、焦虑、抑郁、恐惧、头痛、注意力不集中以及疑病等。

2. 体征

无特异体征，部分患者有中上腹压痛。

（四）诊断和鉴别诊断

1. 功能性消化不良诊断标准（Rome Ⅲ）

必须符合以下一点或一点以上：①餐后饱胀不适；②早饱；③上腹痛；④上腹部烧灼感，没有可以解释症状的器质性疾病（包括内镜下）的证据。诊断前症状出现至少 6 个月，近 3 个月症状符合以上标准。

其中上腹痛为功能性消化不良的常见症状，部分患者以上腹痛为主要表现，伴或不伴有其他上腹部症状。上腹痛多无规律性，在部分患者腹痛与进食有关，表现为饥饿痛、进食后缓解，或表现为餐后 0.5~3 小时之间腹痛持续存在。早饱是指有饥饿感但进食后不久即有饱感，摄入食物明显减少。餐后饱胀是指正常餐量后即出现饱胀感。

2. 功能性消化不良分型

Rome Ⅳ 标准将 FD 分为两种亚型：餐后不适综合征（postprandial distress syndrome，PDS）、上腹疼痛综合征（epigastric pain syndrome，EPS）。重新定义餐后不适症状，有效区分 PDS 和 EPS。

（1）餐后不适综合征（PDS）的诊断标准。

1）必须包括以下 1 项或 2 项：①发生在进食平常食量后的餐后饱胀不适，每周发作数次；②早饱感使其不能完成平常食量的进食，每周发作数次。

＊诊断前症状出现至少 6 个月，近 3 个月符合以上诊断标准。

2）支持诊断的条件有：①上腹胀或餐后恶心、呕吐、暖气；②同时存在上腹部疼痛。

（2）上腹疼痛综合征（EPS）的诊断标准。

1）必须包括以下所有条件：①至少中等程度以上的上腹疼痛或烧灼感，每周至少 1 次；②疼痛为间断性；③不放射或不在腹部其他区域、胸部出现；④排便或排气后不缓解；⑤不符合胆囊或 Oddi 括约肌功能障碍的诊断。

＊诊断前症状出现至少 6 个月，近 3 个月符合以上诊断标准。

2）支持诊断的条件：①疼痛可为烧灼样，但不向胸骨后传导；②疼痛常因进餐诱发或缓解，但可发生在空腹状态；③可同时存在餐后不适综合征。

3. 诊断程序

功能性消化不良为排除性诊断，首先应判断患者有无提示器质性疾病的消化不良"报警征象"。这些征象包括消瘦、贫血、上腹部包块、频繁呕吐、呕血或黑便、年龄>40 岁初发病、有肿瘤家族史等。对有报警征象者应进行彻底检查，以明确病因。

基本的检查有血常规、红细胞沉降率、粪潜血试验、胃镜、上腹部 B 超等；或先予 2~4 周的经验性治疗观察疗效，对治疗无效者再安排进一步的检查，如肝肾功能、血糖、消化系统肿瘤标志物、甲状腺功能、胸部 X 线、腹部 CT 检查等，以及心理评估以了解患者有无精神、心理障碍。必要时可选择胃功能检测、胶囊内镜和小肠镜检查。

4. 鉴别诊断

功能性消化不良需要与胃食管反流病、慢性胃炎、消化性溃疡、肝胆胰等器质性疾病引起的消化不良，特别是食管癌、胃癌、肝癌等恶性疾病，以及其他系统疾病引起的胃肠道功能紊乱、药物引起的消化不良相鉴别。在功能性消化不良诊断过程中还需注意，不同部位的功能性疾病可以重叠存在。

（五）治疗

1. 一般治疗

认识病情，生活规律，注意饮食，戒除烟酒，避免服用 NSAID，去除发病因素，保证睡眠，保持良好的心态。医生应当理解患者就医的渴求，给予其充分的安慰和解释，帮助其树立治疗的信心。

2. 药物治疗

（1）抗酸剂。铝碳酸镁、铝镁加混悬液等，注意长期服用有明显的不良反应。

（2）抑酸剂。适当抑酸治疗对缓解疼痛有效，多选择 H：受体拮抗药如法莫替丁、尼扎替丁、罗沙替丁等，上腹疼痛综合征患者可用 PPIs 如奥美拉唑、雷贝拉唑和埃索美拉唑等。

（3）促动力药。多巴胺受体拮抗药如甲氧氯普胺(胃复安)、多潘立酮(吗丁林)、依托必利等，5-羟色胺(5-HT)受体激动药莫沙必利作用是多潘立酮的 10~12 倍，且促进全消化道蠕动。

（4）助消化药。包括复方消化酶和益生菌制剂。

（5）根除幽门螺杆菌(Hp)治疗。根除 Hp 在治疗功能性消化不良时的效果目前尚存在争议。对于 Hp 阳性的 FD 患者，经其他方法治疗仍然症状顽固者可考虑根除 Hp 治疗，疗程 7~14 天。

（6）抗抑郁药物。常用的三环类抗抑郁药有阿米替林以及新的选择性 5-羟色胺再摄取抑制药(如氟西汀、舍曲林)等。

3. 精神心理治疗

行为治疗、认知疗法及心理干预可能对本病患者有益。

4. 治疗策略

选择个体化的治疗方案，对餐后不适综合征，可首选胃肠促动力药或合用抑酸剂；对上腹疼痛综合征，可首选抑酸药或合用促动力药；早饱为突出症状时可选用改善胃容量功能的药物，如舒马曲坦、匹维溴铵等；对于明显心理异常、腹腔感觉过敏者，选择小剂量三环类抗抑郁药。进行 2~4 周经验性治疗，如无效应对患者病情重新评估，调整治疗方案。

三、肠易激综合征

（一）定义

肠易激综合征（IBS）是一种以腹痛、腹部不适伴排便习惯和性状改变为特征的功能性肠病，缺乏可解释症状的形态学改变和生化异常。Rome Ⅳ标准提出 IBS 并不是一个单纯独立的疾病。IBS、功能性便秘、功能性腹泻、功能性腹胀不再作为特定的疾病来看待，它们有着与病理生理机制相联系的症状谱，只是在临床上表现的症状数目、频度和严重度有差异。学者们认为它们可相互转换，相互演变。

（二）病因和发病机制

IBS 病因及发病机制尚不清楚，可能与多种因素有关：①胃肠道动力异常；②内脏敏感性增高；③脑-肠轴调节异常；④肠道感染与炎症反应；⑤精神心理异常。

（三）临床表现

1. 消化系统症状

IBS 常见四大症状为腹痛、腹泻、便秘、腹胀。IBS 几乎都有不同程度腹痛，以下腹和左下腹多见，排气、排便后可缓解。腹部不适是指不舒服的感觉，而非疼痛。腹泻每日 3~5 次，可达十几次，无脓血，排便不干扰睡眠。有时有排便费力、急迫或排便不尽感，部分患者有消化不良重叠症状。

2. 神经精神症状

失眠、焦虑、抑郁、头晕、头痛等。

3. 体征

无明显体征。可有下腹部轻压痛，左下腹有时可触及痉挛的肠管，直肠指检可发现肛门痉挛、张力较高、伴有触痛。

（四）辅助检查

主要检查包括：①血、尿、便常规及粪便培养；②血液生化检查，肝肾功能、血糖、红细胞沉降率；③结肠镜或钡剂灌肠 X 线检查；④腹部超声检查。

（五）诊断标准

目前 IBS 使用 Rome Ⅳ 诊断标准，标准包括以下几点。

（1）反复发作的腹痛最近 3 个月内每周发作至少 1 天，伴有以下的 2 项或 2 项以上：①与排便有关；②伴随排便次数改变；③伴随粪便性状（外观）改变。注意：诊断前症状出现至少 6 个月，近 3 个月符合以上诊断标准。

（2）如果有以下症状，更支持 IBS 的诊断：①排便频率异常（<3 次/周或>3 次/日）；②粪便性状异常（干球粪或硬粪，或糊状粪、稀水粪）；③粪便排出过程异常（排便费力、排便紧迫感、排便不尽感）；④排黏液便；⑤腹胀。

（3）缺乏可解释症状的形态学改变和生化异常。

（六）分型

IBS 使用 Rome Ⅲ 标准分型方法，在未用止泻药或轻泻药的情况下，根据粪便性状将 IBS 分为 4 种亚型：①IBS-D（IBS 腹泻型）；②IBS-C（IBS 便秘型）；③IBS-M（IBS 混合型）；④IBS-U（IBS 不定型）。Rome Ⅳ 对 IBS 亚型的诊断标准做出调整，将其与具有症状意义的粪便而非所有粪便的比例相关联，从而使得未定型组患者的比例显著降低。

（七）鉴别诊断

IBS 需要与炎症性肠病、结直肠肿瘤、肠道感染性疾病、药物相关性腹泻、胆道疾病、嗜酸细胞性胃肠炎、内分泌疾病（如甲状腺功能亢进症、糖尿病等）及其他功能性肠道疾病（如功能性便秘、功能性腹泻）、乳糖不耐受等相鉴别。注意 IBS 可能与其他 FGIDs 并存。另随诊对于发现隐匿的器质性疾病，特别是没有经过检查的患者具有重要意义。

（八）治疗

1. 一般治疗

建立良好的医患关系。建议患者自我调节饮食，不要进食大量不易消化的食品。IBS 患者应避免：①过度饮食；②大量饮酒；③使用咖啡因；④高脂饮食；⑤食用某些具有产气作用的蔬菜、豆类等；⑥便秘患者少食精加工食粮和人工食品，增加膳食纤维；⑦食用不耐受食物。

2. 药物治疗

（1）解痉剂。腹痛明显可用选择性肠道平滑肌钙离子通道阻断药（常用），匹维溴铵或奥替溴铵；离子通道调节剂，马来酸曲美布汀等。

（2）止泻药。轻症腹泻可用吸附剂，如蒙脱石散（思密达）；腹泻较重的可用洛哌丁胺或复方地芬诺酯。

（3）导泻药。渗透性缓泻剂如聚乙二醇 PEG4000、山梨醇或乳果糖等。

（4）肠道动力感觉调节药。阿洛司琼在病程 6 个月以上且对标准方法无效时才考虑应用。

（5）益生菌。口服酪酸杆菌、双歧杆菌、嗜酸乳杆菌、肠球菌三联活菌散剂（培菲康）、双歧杆菌乳杆菌三联活菌片（金双歧）、地衣芽孢杆菌活菌胶囊（整肠生）等。

（6）抗抑郁药。常用三环类抗抑郁药（阿米替林）、选择性 5-羟色胺再摄取抑制药（帕罗西汀）。

3. 心理和行为治疗

症状严重而顽固，经一般治疗和药物治疗无效者可心理治疗、认知疗法、生物反馈治疗和催眠治疗等。

第三节　急性胰腺炎的诊断与治疗

急性胰腺炎（acute pancreatitis，AP）是指胰腺及其周围组织被胰酶自身消化所导致的化学性炎症。临床以急性上腹痛、恶心、呕吐、发热、血尿淀粉酶增高为特点。分为轻型及重型，前者以胰腺水肿为主要病变，经治疗数日可完全恢复，预后良好；后者病情凶险，胰腺出血坏死，易伴腹膜炎、多器官功能衰竭，病死率高达 25%~40%。

一、病因

急性胰腺炎的各病因见表 3-1。

表 3-1　急性胰腺炎的各种病因

常见病因

胆石症（包括微小胆石症）、服用乙醇、特发性高脂血症、高钙血症、Oddi 括约肌功能不全、使用药物、暴露于毒素、ERCP 后创伤、手术后

不常见的病因

胰腺分裂、壶腹癌、胰腺癌、壶腹周围憩室、血管炎

罕见病因

感染性疾病：腮腺炎、寄生虫病，以及感染柯萨奇病毒、HIV

自身免疫性疾病：系统性红斑狼疮、干燥综合征

α_1 抗胰蛋白酶缺乏

1. 局部梗阻

（1）"共同通道"的阻塞。胰管、胆总管在进入十二指肠前形成一个"共同通道"，这是发生急性胰腺炎的主要结构基础。胆道系统疾病如胆石症、炎症、蛔虫等引起壶腹部狭窄和（或）Oddi 括约肌痉挛造成胆汁反流。反流的胆汁除激活胰酶外，其毒性物质如胆汁酸、溶血卵磷脂、非结合胆红素等可直接损伤胰腺。相对于结石引起的胰腺炎，目前更重视结石的移动、排石过程和影像学难以发现的微小结石在排石过程中对 Oddi 括约肌的损伤，引起 Oddi 括约肌暂时性松弛，使富含肠激酶的十二指肠液反流入胰管，激活胰酶。另外胆道炎症时细菌毒素、游离胆酸、非结合胆红素、溶血卵磷脂等也可通过胆胰间淋巴管交通支扩散到胰腺，激活胰酶，引起急性胰腺炎。

（2）胰管阻塞。胰管结石、蛔虫、肿瘤、先天性胰管发育异常（胰腺发育不全、环形胰及腹、背胰没有汇合或部分汇合）等引起胰液流通不畅而引起急性胰腺炎。另有报道 Gardner 综合征（家族性结肠腺瘤性息肉病）的患者中，有一部分患者可合并胆管和（或）胰管腺瘤，此种患者可发生急性复发性胰腺炎。

（3）十二指肠疾病。各种原因引起十二指肠乳头部狭窄、梗阻及 Oddi 括约肌功能失调使胰液、胆汁排入十二指肠受限，导致胆汁反流入胰管，激活胰酶原。毕 II 式胃大部切除术后，输入袢梗阻，使十二指肠内容物，主要为胆汁反流入胰管；先天性十二指肠梗阻及十二指肠乳头旁憩室综合征（Lemmel syndrome）亦是急性胰腺炎的一个致病因素。

2. 乙醇中毒

乙醇可引起 Oddi 括约肌痉挛使胰管引流不畅，导致管内压增高。同时乙醇刺激胃酸分泌，胃酸进入十二指肠又刺激胃泌素和胆囊收缩素的分泌，促使胰腺外分泌增多。由于胰管引流不畅，过多胰液在胰管系统内沉积、钙化，引起堵塞，使胰腺导管内压增高，重者引起胰腺小导管及腺泡破裂、胰液溢入间质，胰酶被激活，胰腺出血、坏死。

3. 感染因素

严重细菌感染致败血症，细菌经血液或淋巴进入胰腺组织导致炎症，炎症亦可由附近脏器感染蔓延所致。病毒感染时，如急性腮腺炎、柯萨奇病毒感染、传染性单核细胞增多症、病毒性肝炎等也可并发胰腺炎。寄生虫感染如蛔虫进入胰管，引起阻塞与感染亦可导致急性胰腺炎。

4. 代谢性疾病

（1）高脂血症。尤其是家族性高脂血症 I 型和 V 型可引起或促发胰腺炎。此病患者均有乳糜微粒血症和高前 β 脂蛋白血症。其机制可能是：①血液黏稠度增高致胰腺循环障碍；②胰腺内黄色瘤形成；③来自胰外的脂肪栓塞；④甘油三酯被胰脂肪酶水解，生成有毒性的游离脂肪酸。

（2）甲状旁腺功能亢进症或高钙血症。①钙盐沉积，形成胰管内钙化，阻塞胰腺导管，使胰液排泄不畅；②促使胰蛋白酶原转变为胰蛋白酶；③促使胰液分泌。

5. 外伤和手术

（1）腹部创伤如钝挫伤、穿透伤可引起胰液外渗，同时血供不足、感染易发生重型胰腺炎。

（2）术后胰腺炎多源于：①Oddi 括约肌水肿，如 ERCP 术后；②迷走神经兴奋，引起胰腺腺泡细胞分泌胰酶增加，但对胰腺导管细胞作用较小，故水和碳酸氢盐分泌增加不明显；③直接损伤胰腺；④损伤胰腺血供。

ERCP 术后引起重型胰腺炎的原因可能是：反复插管损伤十二指肠乳头、胰液引流受阻、注射造影剂时引起胰管压力增高使上皮和腺泡受损及造影剂对胰腺的毒性作用等。另有资料显示，内镜下括约肌切开术（endoscopic sphincterotomy，EST）治疗 Oddi 括约肌功能障碍后重型胰腺炎的发生率为 4.0%，尤以胆总管直径正常者为著。目前，大多数 ERCP 术应用选择性插管，尽量不插入胰管，ERCP 术后胰腺炎发生率大大减少。

6. 药物

目前已知大约有 50 种药物能引起急性胰腺炎或可能与急性胰腺炎的发生有关，药物引起胰腺炎可能的原因为：①药物过敏，如硫唑嘌呤；②药物对胰腺的毒性作用，如西咪替丁、喷他脒等；③影响胰腺的正常分泌，使胰液黏稠度增加，同时影响胰液排泄功能而致胰管堵塞，如肾上腺皮质激素、农用杀虫药等。

7. 血管性疾病

胰腺的血液供应极为丰富，故缺血性胰腺损害相对少见。各种原因所致血管炎如结节性多动脉炎、恶性高血压、系统性红斑狼疮等，可有系统性坏死性血管炎，累及胰腺和其他脏器的中、小动脉，引起血管壁炎症、坏死、血栓形成而致坏死性胰腺炎。肾移植后并发的胰腺炎可能为免疫抑制药物、激素诱致的血栓性病变及尿毒症导致的血管病变等多种因素综合作用所致。

8. 遗传因素

家族性遗传性胰腺炎常在一个家族中有多人发病，其特点为：①儿童时期即有反复发作的急性胰腺炎；②无已知的主要胰腺炎病因（如服用乙醇、胆石症、损伤等）；③家族中有两名以上发病者；④胰管中有钙化结石。

9. 其他

临床上原因不明的胰腺炎称为特发性胰腺炎，占发病的 8%～25%。其病因可能为以下几点。

（1）隐性结石，一般直径小于3 mm。

（2）Oddi 括约肌功能障碍。

（3）肿瘤，部分胰腺肿瘤患者以急性胰腺炎为首发临床表现。

（4）慢性肝炎干扰素治疗中可发生急性胰腺炎。

（5）有报道8例经皮肝穿刺的患者发生急性胰腺炎，其中7例有肝动脉血管瘤，推测诱发胰腺炎的可能因素为高胆汁血症和胆道出血。

（6）有研究显示，在诱导实验性急性胰腺炎中，给予大白鼠高蛋白高脂肪饲料喂养，它们的胰腺的病理改变明显重于喂食一般饲料的同窝大白鼠。临床上亦发现，欧美国家中重型胰腺炎的比例明显高于发展中国家，考虑可能为膳食成分的构成影响了胰液内酶类构成的比例所致。

（7）蛋白质营养不良被认为是青少年热带性胰腺炎综合征（juvenile tropic pancreatic syndrome，JTPS）的原因，此病多见于印度、马来西亚等国家，患者幼年发病，很快并发糖尿病、脂肪泻等疾病。

（8）低灌注状态下的胰腺炎。见于休克、心衰、急性心肌梗死等疾病患者，其发生可能与胰腺缺氧有关。且上述疾病患者如并发胰腺炎，死亡率明显升高。

（9）血管因素。动物实验中向胰动脉内注入微球蛋白，毫无例外地会导致急性坏死性胰腺炎，但在临床上由动脉粥样硬化引发的胰腺炎并不多见。

二、发病机制

1. 胰酶消化学说

胰酶主要由胰腺细胞分泌，胰液中 H_2O、HCO_3^- 由胰腺小导管上皮分泌，正常胰腺为防止胰酶活化有一系列保护机制：①酶以酶原形式存在；②酶原以磷脂膜包围的酶原颗粒形式存在于腺上皮细胞内；③胰腺细胞分泌胰蛋白酶抑制因子抑制胰蛋白酶活性；④酶原在碱性环境下激活，而酶原颗粒存在于酸性环境；⑤胰腺实质与胰管、十二指肠有正常压力梯度，防止反流；⑥胰管括约肌、Oddi 括约肌可防止反流；⑦胰管中胰液的分泌压力大于胆管中胆汁的分泌压力。

其中关键是胰酶以酶原这种不活化形式存在。胰酶活化是急性胰腺炎最常见的原因。

胰酶主要成分为胰蛋白酶、羧肽酶、糜蛋白酶、弹力纤维酶、激肽释放酶、磷脂酶及脂肪酶。其中胰蛋白酶被肠激酶激活是关键。胰蛋白酶和胆汁使其他酶活化，被激活的酶可分别损伤胰腺细胞、小血管壁，引起其他炎症介质释放，改变血管通透性，造成胰腺水肿、出血、坏死。弹力蛋白酶使弹力蛋白分解，溶解弹力纤维组织，破坏血管壁及胰腺导管（表3-2）。

表 3-2 各种胰酶的性质及对胰腺的作用

胰酶	激活物	抑制物	生化作用	对胰腺的病理作用
胰蛋白酶	肠激酶 自身催化酶 组织蛋白酶 B 低 pH	血清抑制物 抑肽酶	分解蛋白质 激活其他酶	水肿、出血、坏死
糜蛋白酶	蛋白酶	血清抑制物 抑肽酶	分解蛋白质	水肿、出血
激肽释放酶	蛋白酶 低 pH	血清抑制物 胰蛋白酶抑制剂 抑肽酶	释放激肽	水肿
弹力纤维酶	蛋白酶	血清抑制物 抑肽酶	分解弹力纤维	出血
磷脂酶 A	蛋白酶 胆酸	普鲁卡因	形成溶血卵磷脂	坏死
脂肪酶	胆酸		分解甘油三酯	脂肪坏死

近年研究提示，磷脂酶与急性胰腺炎时腺泡自身消化密切相关，被称为急性胰腺炎发病的关键酶。磷脂酶 A 被脱氧胆酸、胰蛋白酶、钙离子、肠激肽等激活，作用于细胞膜及线粒体膜的磷脂，使之分解为游离脂肪酸和溶血卵磷脂。后者对细胞膜有强烈溶解作用，溶解破坏胰腺细胞膜和线粒体内膜膜脂的蛋白质结构，致使细胞膜崩解，从而细胞内各种酶释出，造成胰腺出血、坏死及全身器官损伤。同时还发现磷脂酶 A 从甘油磷脂分解游离脂肪酸和溶血卵磷脂过程中产生一种强烈缩血管物质——血栓素 A_2（TXA_2），TXA_2 病理性增多可导致组织循环障碍，细胞内溶酶体膜破坏和胞浆内钙离子增加。

2. 微循环障碍学说

研究发现微循环障碍在急性重型胰腺炎及相关的多器官衰竭中起着重要作用。水肿性急性胰腺炎多无明显微循环灌注不足，一旦病变发展到出血坏死时，胰腺则有明显缺血的表现。胰腺缺血的机制可能系炎性介质和血管活性物质，如白三烯、激肽释放酶-激肽系统（kallikrein-kinin system，KKS）、一氧化氮（NO）、血栓素（TXA_2）、前列环素 2（prostacyclin 2，PGI2）、血小板活化因子（platelet-activating factor，PAF）等因素引起。缺血可导致胰腺细胞膜功能破坏，主要表现为胰管壁通透性增加、腺泡细胞膜稳定性下降和细胞器膜结构受损、腺泡内大量胰酶被激活，最终导致自身消化。急性胰腺炎时胰组织血流灌注减少，导致抗胰蛋白酶对细胞膜和溶酶体膜保护作用减弱，进一步促成了胰腺内胰酶活化，加重损害。缺血组织所产生的氧自由基及中性粒细胞是缺血细胞损伤发生的媒介。在急性胰腺炎中，缺血-再灌注被认为是一种潜在损伤因素，实验表明缺血-再灌注导致微循环障碍的严重程度取决于缺血再灌持续时间的长短，形态学及生化改变表明缺血-再灌注导致炎症反应，其病理特征与心肌缺血-再灌注损伤部分相似。除了缺血-再灌注损伤，KKS 通过加强毛细血管的通透性和中性粒细胞积聚，调节急性炎症。

3. 炎症介质学说

急性胰腺炎时，内毒素经高通透性的肠黏膜大量入血，与血液循环中的脂多糖结合蛋白（lipopolysaccharide-binding protein，LBP）结合，形成复合体转运给单核，巨噬细胞膜表面的受体 CD14 分子。LPS-LBP-CD14 复合体与 Toll 样受体 4（Tolllike receptor protein，TLR4）相互识别后，在辅助受体髓样分化蛋白-2（myeloid differential protein-2，MD-2）的协助下通过磷酸化级联反应活化 NF-κB 等，诱导体内单核巨噬细胞、中性粒细胞和淋巴细胞等产生多种细胞因子，如氧衍生自由基（oxygen derived free radicals，ODFR）PAF、TNF、IL-2、IL-6、IL-8 等，促使胰腺水肿、腺泡坏死、胰腺出血及炎性细胞浸润，炎症信号放大后胰腺病变进一步加重，并导致全身炎症反应综合征（SIRS）和多器官功能障碍综合征（MODS）的发生。

4. 细胞凋亡学说

细胞凋亡参与急性胰腺炎的病理生理过程，并对急性胰腺炎的严重程度和转归有很大影响。近年研究证实，急性胰腺炎严重程度与细胞凋亡呈负相关，即轻度急性胰腺炎中可观察到大量的胰腺细胞凋亡，而在重型急性胰腺炎则观察到广泛的胰腺细胞坏死。这表明细胞凋亡可能是胰腺细胞对损伤的有利反应。细胞凋亡时细胞内成分（包括多种酶原）释放到细胞外大大减少，因而周围炎症反应减轻。研究表明，生长抑素及其类似物治疗急性胰腺炎的机制可能是诱导损伤的胰腺细胞凋亡以减轻炎症反应，其机制与凋亡控制基因 p53 以及 Bax 表达上调有关。

5. 肠道黏膜屏障功能障碍学说

研究表明，在重症急性胰腺炎状态下存在肠黏膜屏障功能障碍，与之有关的机制有：①肠黏膜血流量下降；②肠黏膜上皮细胞过度凋亡；③肠黏膜上皮细胞 NF-κB 活化及其介导的细胞因子过度表达；④肠黏膜上皮细胞生长因子及调节肠黏膜上皮细胞代谢的重要物质表达下调；⑤肠道局部免疫功能受损；⑥肠上皮细胞间、细胞与间质间的连接，肠上皮层的修复功能受损。

临床研究揭示，重型急性胰腺炎患者肠道转运时间明显延迟、肠道血液循环灌注下降、肠道菌群紊乱、血浆内毒素水平与预后密切相关。

三、病理

急性胰腺炎病因虽不尽相同，但病理变化大多相同，分为以下两型。

1. 急性水肿性(间质型)

此型最多见,占80%~90%,病变累及部分或整个胰腺。主要表现为胰腺肿大、颜色苍白、质地结实,其周围组织可有少量坏死;镜下见间质充血、水肿、炎症细胞浸润,可有少量腺泡及脂肪坏死,血管变化不明显。

2. 急性出血性坏死性

此型少见,但病变严重,主要表现为胰腺实质坏死、血管损害引起水肿出血和血栓形成、脂肪坏死,伴随炎症反应。可见大小不等、稍隆起的象牙斑点或斑块散落于大网膜和胰腺上。由于胰液外溢和血管损害,部分病例可有腹水、胸腔积液和心包积液出现。并可有肾小球病变、急性肾小管坏死、脂肪栓塞和弥散性血管内凝血等。病程稍长者可有脓肿、假性囊肿和瘘管形成。

四、临床表现

1. 症状

急性胰腺炎的临床表现取决于病因、临床类型。轻型胰腺炎自临床症状较轻,经治疗3~5天可好转,而重型胰腺炎病情较重,并有严重并发症,可呈暴发经过,甚至猝死。

(1)腹痛。为主要症状,95%的急性胰腺炎患者有腹痛,程度不等,典型者突然发作,持续性疼痛伴阵发性加剧。炎症位于胰头,疼痛部位常在中上腹偏右,如为胰体、胰尾部炎症,疼痛部位常在中上腹及左上腹,向腰背放射,前倾位时疼痛可减轻为其特点。极少部分患者可无腹痛发作,而以休克或胰性脑病为临床表现,此种情况主要发生于老年人,考虑可能与老年人疼痛阈值升高有关。

胰腺炎疼痛的发生机制:①胰腺的急性水肿、炎症刺激和牵拉其包膜上的神经末梢;②胰腺的炎性渗出物和胰液外溢刺激其邻近的腹膜和腹膜后组织产生局限性腹膜炎;③炎症累及肠道引起肠胀气及麻痹性肠梗阻;④胰管阻塞或伴随的胆囊炎、胆石症引起疼痛。

(2)恶心、呕吐。疼痛同时几乎均伴有恶心、呕吐,常在进食后发生,呕吐物为胃内容物,甚至胆汁、血性物,少数患者可呕吐蛔虫,呕吐后腹痛并不减轻。呕吐可能是机体对疼痛或胰腺炎症刺激产生的一种防御反应,也可由胃肠胀气、麻痹性肠梗阻或腹膜炎引起。

(3)发热。一般为中度发热,少数为高热,持续3~5天。如发热持续不退或高热,提示合并感染,如胰腺脓肿或腹膜炎。

(4)腹胀。急性胰腺炎大部分患者会出现腹胀,原因为麻痹性肠梗阻,且腹胀的程度与病情呈正相关,即病情越重腹胀越重,大部分患者3~5天内无排气排便。随病情好转,肠蠕动逐渐恢复。急性胰腺炎患者一般不发生腹泻,极个别患者发病时有1~2次稀便,此种患者均为饮酒所致,且有不洁食物食人史。导致肠麻痹的主要原因为:①炎症累及肠管；②有学者发现胰腺炎会导致消化道激素紊乱，可能为肠麻痹的原因。

（5）黄疸黄疸多于发病后 1—2 天发生，黄疸的发生主要为肿大的胰头压迫胆总管引起，多于几天内消退，如黄疸持续不退甚至逐渐加深，则黄疸可能由胆总管结石引起。起病后第二周出现黄疸，一般为并发胰腺脓肿或囊肿压迫胆总管所致。少数患者后期可因并发肝细胞损害，引起肝细胞性黄疸。

（6）低血压、休克。主要发生在重型胰腺炎。其发生机制有：①出血和血浆大量渗出，体液丧失，血容量不足；②呕吐丢失体液及电解质；③胰蛋白酶可激活许多血管活性物质，如激肽释放酶原被激活，缓激肽生成增多，引起血管扩张；④坏死的胰腺释放心肌抑制因子，使心肌收缩不良；⑤并发感染或胃肠道出血。

（7）水、电解质、酸碱平衡及代谢紊乱。轻型患者多有轻重不等的脱水。重型者常有明显脱水和代谢性酸中毒。30%～60%的重型患者可出现低钙血症，血钙<2 mmol/L，是由于大量脂肪组织坏死，分解出的脂肪酸与钙结合成脂肪酸钙以及刺激甲状腺分泌降钙素所致。部分重型患者血糖升高，多为暂时性高血糖，少数成为永久性糖尿病，偶可发生糖尿病酮症酸中毒或高渗性昏迷。

（8）累及其他重要脏器的症状。如由胸腔积液或并发 ARDS 引起的呼吸困难等。

2. 体征

因常有肠麻痹患者有腹胀，但腹壁不僵硬，呼吸运动存在。腹部可出现皮下出血斑（Cullen 征及 Gray-Turner 征）。上腹部有压痛及反跳痛。如胰腺周围形成炎性包块或胰腺继发脓肿，上腹可触及包块。重型胰腺炎常有腹水，有时呈血性，移动性浊音在腹水量多时可阳性，肠鸣音减弱或消失。腹腔内如有继发性感染，可有腹膜炎体征。部分患者可有黄疸。

有时两肺底可抬高，横膈移动受限，左侧胸膜腔可有少量积液，肺底出现肺不张和肺炎体征，为膈面壁层腹膜炎症引起。

少数患者可因低钙血症发生手足搐搦。偶见下肢血栓性静脉炎。

3. 病程

大多数轻型急性胰腺炎患者数天治疗后症状缓解，一周左右症状消失；若病因未根除，以后常可反复发作。重型患者病情严重，病程中多伴有各种并发症。极少数患者起病急骤，常无明显腹痛，迅速出现休克、昏迷、心搏骤停而死亡。

五、并发症

1. 局部并发症

（1）急性液体积聚。发生于急性胰腺炎病程的早期，位于胰腺内或胰周囊壁包裹的液体积聚，大多可自行吸收，少数会发生胰腺脓肿或胰腺假性囊肿。影像学上表现为无明显囊壁包裹的急性液体积聚。

（2）胰腺脓肿。发生于急性胰腺炎胰腺周围的包裹性积脓，含少量或不含胰腺坏死组织。坏死性胰腺炎因胰腺及胰周坏死继发感染，起病4~6周后形成脓肿。胰腺周围脓肿边界不清，常位于胰腺体、尾部前面，也可位于头部背面，并可延伸至升、降结肠及小肠系膜根部。此时患者高热不退，白细胞计数持续升高，有持续腹痛和高淀粉酶血症，并可于腹部检查时扪及。腹部B超或腹部CT可证实，必要时在B超或CT引导下细针穿刺明确诊断。

（3）假性囊肿。常发生于重型胰腺炎，由富含胰酶的胰液及其降解产物、坏死组织在胰腺本身或其周围被包裹形成，囊壁无上皮，仅见坏死组织、肉芽组织、纤维组织。急性胰腺炎的假性囊肿与慢性胰腺炎假性囊肿不同（后者形成是胰管阻塞所致囊肿），可位于胰腺本身、小网膜内、胃结肠之间、胃肝之间或横结肠系膜之间。大者可有压迫症状。患有假性囊肿的患者常有持续腹部疼痛或胰酶持续升高，假性囊肿可破裂，形成慢性胰源性腹水。近1/3的假性囊肿可自行吸收，另一些需要治疗。

2. 全身并发症

（1）多器官功能衰竭（multiple organ failure，MOF）。MOF是重型急性胰腺炎病程各个时期的主要致死原因。以往认为重型急性胰腺炎的发生是由于胰蛋白酶、血管活性物质以及大量胰源性毒性物质溢入血流，释放到全身各脏器，导致脏器微血管床和组织细胞受损害，即多脏器功能衰竭。但有研究发现，据MOF的发展，可分为速发单向MOF和迟发双向MOF。前者于病程第4天发生，呈急性乃至暴发性临床经过，起病即表现为显著性胰性腹膜炎、高热、外周血白细胞数显著增高等全身毒血症征象，随后18~24小时内迅速发生不可逆性循环休克、急性呼吸衰竭、急性肾衰竭、凝血功能障碍和上消化道出血。后者于病程中晚期发生MOF，在病程早期也表现为显著性胰性腹膜炎和全身毒血症征象，并伴有心血管、肺、肾或脑等多器官损害，如早期手术，术后相继发生心血管、肺、肾衰竭，而未经手术治疗者，于病程后期以胰腺脓毒症为契机，全身情况再度恶化。速发性MOF均伴难治性休克和显著胰腺坏死，而迟发性MOF均存在重度胰腺坏死，并以胰腺脓毒症和（或）手术创伤为前驱因素。另有研究表明，胰腺坏死后继发感染，低血容量性休克和胰外器官损害均与胰腺坏死程度直接相关，因此，重度胰腺坏死在MOF是一个主导因素，它决定了急性胰腺炎病程演进。循环休克和继发性胰腺感染的发生，也决定了器官衰竭的最终发生。

1）急性肺损伤（acute lung injury，ALI）和ARDS：在急性重型胰腺炎的并发症中，ALI和ARDS最为常见。主要临床表现为呼吸困难和低氧血症，其发生机制有：①肺灌注不足；②磷脂酶A分解卵磷脂，使肺泡表面活性物质合成减少，造成肺泡萎陷；③磷脂酶分解细胞膜的甘油磷脂所产生的游离脂肪酸可损伤肺毛细血管壁引起肺水肿；④缓激肽引起血管扩张和血管通透性增加；⑤缺血、缺氧造成血管内皮损伤，激活血小板和凝血因子Ⅷ，导致肺微血管栓塞，肺微循环发生障碍。各种因素共同作用引起肺顺应性下降、肺间质水肿、肺出血、肺透明膜形成等 ARDS 病理变化。

ALI/ARDS 是同一疾病的不同阶段。ARDS 必然伴有 ALI，而 ALI 不一定发展到 ARDS。早期发现急性重型胰腺炎，对 ALI/ARDS 的治疗和预后有一定的积极作用。分析 ALI 发生时的血气结果，可以发现大部分患者在出现低氧血症之前首先有过度通气的表现，故急性胰腺炎患者应密切注意血气分析及呼吸功能监测，如有过度通气或氧合指数下降，及早改善全身氧输送，并根据情况给予氧疗和机械通气支持是十分重要的。

目前研究发现细胞因子在 ARDS 的发病中起重要作用，如白介素、肿瘤坏死因子及中性粒细胞在肺的聚集。治疗过程中，重点是预防腹腔感染。许多已控制良好的 ARDS 可由于病程后期发生腹腔感染而再度恶化，病死率增加。

2）急性肾衰竭：表现为少尿、无尿，其发生机制可能为低血容量性休克、血液高凝状态使微循环障碍，造成肾小管缺血坏死和肾皮质灌注不足引起。

3）循环功能衰竭：表现为心律失常和心力衰竭，发病机制为：①血容量不足，心肌灌注不足；②激活的胰酶对心脏的损害；③伴发感染，毒素对心肌的损害。

动物实验及重型胰腺炎患者的尸解均证实心脏左室内膜下可见局灶性心肌损害及循环紊乱。超微结构显示钙离子在胞内及肌浆网聚集。在血流动力学方面，超声心动检查（动物实验）可见左心室扩大、舒张功能下降。

4）胰性脑病：又称酶性脑病。患者表现为神经和精神异常、定向力差、谵妄、狂躁等。其发病机制为磷脂酶 A2 被胰蛋白酶及胆酸激活后，将胆汁内的卵磷脂转变为溶血卵磷脂，后者具有高度的细胞毒性，可通过血脑屏障，损害脑细胞引起脑灰质、白质广泛脱髓鞘改变。本病男性多见，常在发病后 3～4 天出现神经、精神改变，且脑脊液淀粉酶、脂酶明显高于对照组。亦有人对胰性脑病患者行 MRI 检查，结果发现白斑信号异常。尸解证实类似多发性硬化的表现。另有尸解见脑中瘀斑、血管周围有脱髓鞘改变。目前尚无统一的诊断标准，当胰腺炎患者出现神经、精神表现时，要注意胰性脑病的发生，并要与其他中枢性疾病鉴别。

5）消化道出血：有研究报道，急性轻型胰腺炎并发消化道出血的临床发病率为 0.1%，而重症者发生率为 24%。消化道出血者其他器官并发症明显高于未出血者。出血者的预后较未出血者明显差。引起出血的主要原因为消化道黏膜溃疡或糜烂。肠瘘出血为下消化道出血的主要原因，多为腹膜后脓肿侵袭十二指肠或横结肠所致。胰体、尾部囊（脓）肿亦可压迫脾静脉引起区域性门脉高压导致食管—胃底静脉曲张破裂出血。

6）浆膜腔积液：急性胰腺炎合并浆膜腔积液通常提示重型胰腺炎的诊断。重型胰腺炎时，胰液可渗入或漏入腹腔，并可使血管扩张、通透性增加从而加重腹水，胰液刺激腹膜和肠系膜，引起出血和渗出。胰腺炎时腹腔可凭借位于横膈周围的淋巴丛与纵隔和胸膜下间隔相连贯，使富含胰酶的液体输送至纵隔及胸膜下间隙，组织渗透性增加，液体逐渐进入胸膜腔。研究表明发生积液的部位越多，患者的死亡率愈高。其机制为：①积液的部位越多，有效血容量丢失愈多，易发生休克和肾功能不全；②胸腔积液提示合并呼吸系统损害，易导致呼吸衰竭；③胸腔积液和心包积液共存，提示呼吸系统和心脏均受损，易致多脏器功能衰竭。

3. 败血症及真菌感染

重型胰腺炎由于机体防御功能严重失调，局部感染灶扩散至全身，可引起败血症，早期以革兰阴性杆菌为主，后期常为混合菌种。严重病例因机体抵抗力极低，同时应用大量广谱抗生素，极易并发真菌感染。

4. 糖尿病

重型胰腺炎由于胰岛 B 细胞遭到破坏，胰岛素分泌减少，少数可出现永久性糖尿病。

5. 慢性胰腺炎

胰腺腺泡大量破坏，并发胰腺外分泌功能不全，演变成慢性胰腺炎。

6. 肝损害

急性胰腺炎的肝损害多数病情较轻，仅表现为血转氨酶升高，重者表现一系列肝功能明显异常，甚至发展为肝功能衰竭。肝损害主要表现为血窦充血、肝细胞坏死，而以肝细胞的线粒体及溶酶体破坏最明显。其发病机制较复杂，可能与急性胰腺炎时胰腺组织释放出各种炎性因子，糖、脂肪、蛋白质代谢紊乱，肝细胞核酸代谢紊乱，氧自由基异常、前列腺素系统的异常及肝血流量下降有关。

7. 其他

重型胰腺炎可出现凝血功能异常，表现为血栓性静脉炎、静脉及毛细血管广泛微血栓形成，甚至发展为弥散性血管内凝血。有关于脾静脉血栓及脊髓梗死导致截瘫的报道。

8. 猝死型胰腺炎

亦称超急性型或暴发型重型胰腺炎。其临床特点为：①多于酗酒或暴饮暴食后发生；②多发生于青壮年男性，死于睡眠中；③死前多无尖叫、抽搐、小便失禁等；④死亡迅速，来不及抢救，多数无腹痛表现，很多患者被误诊为急性心肌梗死、脑血管意外等疾病。

此型胰腺炎发病机制不完全清楚。病理方面可见肺部显著病变，脑疝形成及心肌纤维断裂。有人推论可能为短时间内胰酶对脑组织的迅速破坏，使患者很快陷于昏迷状态。

六、辅助检查

1. 血液及尿液检查

(1)淀粉酶测定。

1)血、尿淀粉酶：血清及尿淀粉酶的增高见于 90% 以上的患者，因而血清、尿淀粉酶测定是重型胰腺炎最常用实验室指标。

血清淀粉酶在起病后 6~12 小时开始升高，48 小时开始下降，持续 3~5 天。超过正常值 3 倍即可确诊本病。尿淀粉酶于发病后 12~14 小时开始升高，下降较慢，持续 1~2 周。

临床意义：①淀粉酶增高幅度与病情常不成正比，如原已增高的淀粉酶突然降低而与症状不相符时，常为预后凶险的重型胰腺炎的重要依据；②血清淀粉酶正常不能排除急性胰腺炎，10%的致死的胰腺炎患者血清淀粉酶可始终在正常范围内；③胸腔积液、腹水中淀粉酶显著增高可作为急性胰腺炎的诊断依据，但消化道穿孔时也有胸腔积液、腹水中淀粉酶增高，需作鉴别；④血清淀粉酶也可以在急性胰腺炎以外的情况中升高，如胃和小肠穿孔；⑤尿淀粉酶下降缓慢，且易反复波动，部分患者可持续升高两个月左右，但并无腹痛等临床症状。

2）淀粉酶同工酶测定：正常人血液中以唾液型淀粉酶（sam）为主，胰腺炎时升高的淀粉酶则主要为胰型（pam）。

（2）血清脂肪酶。一般认为胰腺是血清脂肪酶的主要来源，胰腺炎时胰脂肪酶相应增高，脂肪酶增高晚于淀粉酶增高，一般发病 72~96 小时达高峰，且恢复正常也较晚。正常值为 0.5~1.5 U，胰腺炎时超过 1.5 U，可持续 5~10 天后恢复到正常。此值增高对确诊胰腺炎有帮助，但对早期诊断无益。

（3）血清胰蛋白酶。用放免法测定，正常值 400 ng/ml，急性胰腺炎时可增高 10~40 倍。

（4）磷脂酶 A。此酶由胰腺腺泡合成，急性胰腺炎时增加，血清酶含量升高与疾病严重程度及预后有关。

（5）胰蛋白酶原激活肽（trypsinogen activation peptide，TAP）。TAP 是胰蛋白酶原被活化形成胰蛋白酶时释出的一种含 5 个氨基酸的多肽，有较高的诊断价值。

（6）胰腺炎相关蛋白（pancreatitis-associated protein，PAP）。PAP 的改变与病情严重程度呈正相关，在恢复期，PAP 的浓度逐渐下降。

（7）血清正铁血红白蛋白。当腹腔出血时，红细胞破坏释放出血红素，在脂肪酸和蛋白酶的作用下转变为正铁血红素，再与白蛋白结合形成正铁血红白蛋白，见于出血性坏死性胰腺炎，可作为鉴别急性水肿型和出血性胰腺炎的指标之一。

（8）IL-6。为一种急性反应相蛋白，IL-6 有助于早期识别重型胰腺炎，并可预测其预后。当 IL-6 浓度超过 130 U/ml，诊断重型胰腺炎的灵敏度 100%，特异度为 71%。

（9）CRP。CRP 是组织损伤和炎症的非特异性标志物，CRP 有助于估计急性胰腺炎的严重性。当 CRP>150 mg/L 时，提示广泛的胰腺坏死，对诊断胰腺坏死的灵敏度达 67%~100%。且 CRP 值的变化与急性胰腺炎的预后呈正相关。

（10）电解质的测定。

1）血清钙的测定：急性胰腺炎时血清钙水平改变的意义在于能反映病情的严重性及预

后。低钙血症多发生于起病后 2~3 天，起病后 6 天可达最低水平。显著的血钙降低，说明胰腺坏死严重，预后不良。一般认为低钙血症是由于脂肪酶作用于中性脂肪，将其分解成甘油与脂肪酸，脂肪酸与钙离子结合而沉淀，致使血钙水平降低，尚有人认为急性胰腺炎时血中蛋白水解酶活性增高，可破坏血清中的甲状旁腺素而导致低钙血症。

2）血清钾测定：患者多有血钾降低，并与病情严重程度相关。

（11）其他检查。

1）外周血：白细胞计数常升高，严重病例可出现核左移现象，甚至类白血病反应。有时出现贫血。

2）血糖增高：疾病早期常出现血糖暂时性轻度升高，为患者肾上腺皮质对应激的反应。后期则为胰岛细胞破坏，由胰岛素分泌不足引起。血糖升高可反映广泛的胰腺坏死和恶劣的预后。

3）血脂增高：主要为甘油三酯。可达非常高水平，血胆固醇正常或轻度升高。

4）血清胆红素增高：多在发病初暂时性轻度升高，由于胰头水肿压迫胆总管引起，发病 4~7 天恢复正常；如升高明显且持续时间长，可能为胆总管结石引起；发病后期升高，可能为肝细胞损害所致。

5）其他：低氧血症、血尿素氮升高及凝血机制异常，常预示着多器官功能衰竭的发生，预后差，死亡率高。

2. X 线检查

（1）X 线胸片。急性胰腺炎常有肺部并发症，如急性肺损伤、急性呼吸衰竭及胸腔积液。可见横膈抬高、肺不张、间质水肿等。

（2）腹平片。可见横结肠充气、腰大肌线模糊或消失、上腹部软组织密度增高、十二指肠或小肠节段性扩张、胰腺区可见钙化点，胰腺脓肿时在局部见气液平面。

3. 超声波检查

腹部 B 超检查对鉴别轻型及重型胰腺炎及是否合并胆道结石和局部并发症有诊断价值。但急性胰腺炎肠积气时影响观察。近期有报道称运用胰管内超声对判断疾病的严重程度有价值。

4. CT 检查

对判断急性胰腺炎的严重程度及是否有局部并发症及附近器官受累程度有帮助。目前，主张以动态 CT 观察来判断胰腺炎的严重程度，它是较好的指标。

5. 心电图

坏死的胰腺组织释放心肌抑制因子，可导致心力衰竭和心律失常，心电图上可出现 ST 段改变和 T 波异常及各种心律失常，个别病例可出现类似心肌梗死图形。

七、诊断与鉴别诊断

(一)诊断

急性胰腺炎临床分为轻型和重型，根据典型的临床表现、实验室及辅助影像学检查，常可做出诊断。但需注意淀粉酶水平与病情常不成正比。重型胰腺炎病情凶险，病变复杂、预后差，早期诊断不易，临床判断标准有许多种，现列于下以供参考。

1. 有以下表现应考虑重型

①全腹剧痛，有腹膜刺激征；②烦躁不安，四肢厥冷，出现休克症状；③血钙低于 2 mmol/L 以下；④腹腔诊断性穿刺有高淀粉酶活性的腹水；⑤与病情不相适应的血淀粉酶突然下降；⑥肠鸣音显著降低、肠胀气等麻痹性肠梗阻表现；⑦Grey-Turner 征或 Cullen 征；⑧正铁血白蛋白阳性；⑨肢体出现脂肪坏死；⑩消化道大量出血，低氧血症，白细胞 $>18 \times 10^9$/L、血尿素氮>14.3 mmol/L、血糖>11.2 mmol/L(无糖尿病病史)。

2. Ranson 提出 11 个危险因素

入院时的五项指标：①年龄>55 岁；②白细胞数$>16 \times 10^9$/L；③血糖>11.1 mmol/L；④乳酸脱氢酶>3501 U/dl；⑤AST>250 IU/L。

入院后 48 小时内指标：①血尿素氮增长>5 mg/dl；②动脉血氧分压<8.0 kPa(60 mmHg)；③血钙<2.0 mmol/L；④血细胞比容下降$>10\%$；⑤碱缺失>4 mmol/L；⑥估计体液丢失$>6\,000$ ml。

有 3 项指标者即为重症，死亡率为 16%；有 5~6 项指标者，死亡率为 40%；有 7 项以上指标者，死亡率为 100%。

3. 其他标准

Mager 等认为诊断性腹腔灌洗法所得抽吸液在 20 ml 以上，呈黑色或浅稻草色则提示重型胰腺炎。

Bager 从 34 项临床生化指标中筛选出 CRP、α_1-抗胰蛋白酶、α_2-巨球蛋白、乳酸脱氢酶 4 项指标用于鉴别轻型与重型胰腺炎。研究证明，4 项指标诊断正确率分别为 93%、83%、87%、85%，故这四项指标被选为临床诊断重型胰腺炎的基本指标。

欧美学者在起病或入院 24~48 小时内监测血中细胞因子作为判断依据。在 24~48 小时内，IL-6>130 U/ml、CRP>150 mg/L，能区别轻型和重型。但是疾病可以发展或减轻，因此动态 CT 检查结果和器官功能，特别是肺和肾功能，应当作为标准和判断预后的重要指标。

急性胰腺炎的定义和术语见表 3-3。

表 3-3　急性胰腺炎的定义和术语

术语	描述
急性胰腺炎	胰腺的急性炎症
轻型重型胰腺炎	轻微脏器功能不全，对输液有效应
重型急性胰腺炎	有下列表现之一：局部并发症(胰腺坏死、胰腺假性囊肿、胰腺脓肿)
	器官衰竭
	Ranson 评分≥3
	APACHE 评分≥8
急性积液	胰腺内或胰腺附近积液，发生在病程早期，且缺乏明确的壁
胰腺坏死	无活力的胰腺组织，由增强 CT 扫描诊断
急性假性囊肿	积液含有胰腺分泌物，有明确的壁
胰腺脓肿	脓性积液通常在胰腺内或胰腺附近

急性胰腺炎的形态学严重程度可以采用 Balthazar CT 严重度指数准确评定(表 3-4)。

表 3-4　Balthazar CT 分级评分系统

分级	胰腺组织影像学改变	积分
A 级	胰腺显示正常	0
B 级	胰腺局限性或弥漫性肿大(轮廓不规则、密度不均、胰管扩张、局限性积液)	1
C 级	除 B 级病变外，还有胰周的炎症改变	2
D 级	除胰腺病变外，胰腺有单发性积液区	3
E 级	胰腺或胰周有 2 个或多个积液积气区	4

第一，急性炎症过程的严重性分为 A 到 E 级，相当于积分 0~4。

A 级：正常胰腺(0 分)。急性水肿性或间质性胰腺炎患者中 20%~25% 的胰腺 CT 检查正常。这是由于炎症过程很轻，以至于没有胰腺周围或胰腺内液体积聚，胰腺周围软组织内没有改变。腺体可有轻度增大，但在急性发作开始之前没有基线扫描，这些改变可能太轻微而不能被检出。

B 级：胰腺内部改变(1 分)。B 级急性胰腺炎代表一组改变，包括局灶性或弥漫性腺体增大，腺体实质轻度不均一，以及由于小的侧支导管破裂或小的实质坏死(<3 cm)和导管破裂引起小范围的液体积聚。

C 级：胰腺内部和外部的炎症改变(2 分)。C 级急性胰腺炎出现 B 级描述的腺体内部异常，而且还包括胰腺周围软组织的轻度炎症改变。

D 级：外部炎症改变(3 分)。D 级急性胰腺炎患者表现有更明显的胰腺周围炎症改变，但不超过界限不清的积液。

E 级：多处或广泛的胰腺外积液或脓肿(4 分)。这是急性胰腺炎的最严重 CT 表现，表现为明显的胰腺内部(积液、坏死)和胰腺周围(积液、腺体外脂肪坏死)的炎症性改变，或明显的胰腺脓肿形成。这些患者由于全身并发症(呼吸衰竭和肾衰竭、心血管性虚脱)而有高致残率和高死亡率。因此,序列 CT 扫描对随访疾病进程和检出另外的并发症极为重要。

第二,评估是否存在坏死及坏死的范围。如果存在坏死,其范围根据 CT 扫描评估为累及的腺体实质面积小于 1/3、1/2 或大于 1/2。如果没有坏死其分值为 0,小于 1/3、1/2 和大于 1/2 的分值分别为 2、4 和 6 分。

CT 通常无法判断坏死组织有无感染,因此,胰腺有坏死的患者如出现脓毒症的临床征象,应在 CT 或超声(US)引导下进行胰腺区细针穿刺抽吸(fine needle aspiration,FNA)以判断有无细菌感染。在实践上,坏死性胰腺炎和明显严重败血症的患者需要急诊手术清创和引流,手术前或不需要做 FNA。在坏死性胰腺炎或较大胰腺周围积液而疑有脓毒症,但做合理的内科治疗却没有改善或继续恶化时,细针穿刺抽吸最有帮助。在这些患者中,革兰氏染色或培养阳性表明需要手术或经皮介入治疗。

入院时有高 APACHE Ⅱ 评分(8 或更高)、胸膜渗出、高体重指数、对比增强 CT 示坏死证据和 48 小时 CRP 水平高于 150 mg/L 都是预示严重疾病的有用标志物。

(二)鉴别诊断

应与下述疾病鉴别:急性胃炎、消化性溃疡穿孔、胆石症和急性胆囊炎、急性肠梗阻、心肌梗死、高位阑尾穿孔、肾绞痛、伴有急腹痛的糖尿病酮症酸中毒等。

八、预后

急性胰腺炎的病程和预后取决于病变严重程度以及有无并发症,轻型常在一周内恢复,多无后遗症。而重型者病情凶险,病变复杂,预后差。

九、治疗

急性胰腺炎的治疗,应根据临床分型、病情轻重、是否有并发症,以及是否伴有原发病来选择治疗方法。治疗原则为通过减少胰液分泌从而减少胰腺自身消化,防止继发感染及治疗各种诱发急性胰腺炎的原发病。

(一)内科治疗

1. 抑制胰腺分泌

胰腺外分泌过盛是导致重型胰腺炎发生的原因之一,因此抑制胰腺外分泌在治疗急性胰腺炎中很重要。

(1)禁食、胃肠减压。一旦怀疑或诊断急性胰腺炎,即应禁食,重型患者同时给予胃肠减压。部分患者经胃肠减压可迅速缓轻腹痛症状。如何恢复饮食对急性胰腺炎患者有着重要作用。饮食恢复过早，病情易反复；禁食时间过长易造成电解质紊乱、营养不良，同时增加经济支出。故应根据病情区别对待。对于轻型患者发病后 2~3 天腹痛消失即可逐渐恢复饮食，可先给予米汤、藕粉等食物。少部分患者恢复饮食后淀粉酶可有轻度波动，急性胰腺炎患者出院后仍需保持清淡饮食。

(2)胆碱能受体拮抗药。可减少胃酸分泌，又可减少胰液分泌。既往常用阿托品、山莨菪碱等。但此类药可使胰液黏稠度增加，同时抑制胃肠蠕动，目前已很少应用。

(3)抑酸剂。因胃酸可刺激胰液分泌，故用此类药物可间接抑制胰腺分泌。

(4)生长抑素及拟似物(奥曲肽)。生长抑素治疗急性胰腺炎的确切机制尚不清楚，但已提出了几种可能：①生长抑素能够抑制胰腺的分泌，从而减少胰酶的量。②生长抑素可以松弛 Oddi 括约肌，使胰腺分泌物自由引流到十二指肠，因此可以保护腺泡细胞避免消化酶的有害影响。③急性胰腺炎时常伴有全身内毒素血症，内毒素血症又通过刺激细胞因子引起细胞因子级联反应，导致多器官功能衰竭。生长抑素是一个非常强的肝网状内皮系统刺激物，通过其作用，可促进其对内毒素的清除，从而减轻急性胰腺炎的内毒素血症的程度。④生长抑素具有细胞保护特性，即促进胰腺的修复，抑制磷脂酶 A 的活性。⑤诱导损伤的胰腺细胞凋亡以减轻炎症反应等。

奥曲肽(善得定，Sandostatin)，先以 100 μg 静脉缓推，继之以 25~30 μg/h 的速度静脉滴注，持续 2~3 天；如病情稳定可改为 100 μg 皮下注射，4~6 小时一次，3~4 天停药，如病情反复可重复应用。生长抑素(Somatostatin)(施他宁)，3 mg 溶于生理盐水或葡萄糖溶液中，以 250 μg/h 的速度持续静脉滴注 5~7 天。

(5)前列腺素家族。前列腺素 E_1(prostaglandin E_1，PGE_1)、PGE_2 及其甲基类似物 PGI_2 能抑制多种外源性与内源性刺激引起的胰液分泌，包括胰液总量、碳酸氢盐，并有扩张血管、改善微循环的作用。

2. 抑制胰酶的活性

各种抑肽酶可以抑制胰酶活性，但效果不很理想，早期大量静脉滴注可控制炎症进展，并能挽救休克。

(1)加贝酯(Foy)。为非肽类化学合成剂，可抑制蛋白酶、激肽释放酶、凝血酶原、弹力纤维酶等。以 2.5 mg/(kg·h)静脉滴注。

(2)乌司他丁。本品系从人的尿液中提取精制的糖蛋白，属蛋白酶抑制药。具有抑制胰蛋白酶等各种胰酶活性的作用。本品尚有稳定溶酶体膜、抑制溶酶体酶的释放和抑制心肌抑制因子产生等作用，可用于急性循环衰竭的抢救治疗。

(3)氧自由基清除剂。近年来，应用氧自由基清除剂如超氧化物歧化酶(superoxide dismutase，SOD)、过氧化氢酶(catalase，CAT)、别嘌呤醇等可减轻病变程度，但 SOD、

CAT 对胰腺缺乏直接保护作用及其生物活性利用率较差。近年又有些新的氧自由基清除剂如 CV3811，即抗坏血酸衍化物，对胰腺水肿、出血、坏死的改善方面均有显著疗效，也能提高生存率。

（4）纳洛酮。纳洛酮是特异性吗啡受体拮抗药。研究显示急性胰腺炎时的血流动力学改变可能与内啡肽参与有关，而纳洛酮能显著增加胰腺血流量和全身血流量，稳定胰腺溶酶体酶，减轻其他超微结构的破坏。

3. 中医中药治疗

中药复方"柴芍承气汤"：柴胡、黄连、黄芩、枳实、厚朴、木香、白芍、芒硝、大黄（后下）等，随症加减、生大黄、清胰汤等在重型胰腺炎治疗中有较好的疗效。

4. 抗生素的应用

急性胰腺炎多属于无菌性炎症，但如在病程中继发细菌感染，病情将变得复杂而严重，治疗困难，而重型胰腺炎病程中多合并细菌感染。早期发现和及时、合理地治疗感染对预后极为重要。

急性胰腺炎的初始阶段，胰被膜下、后腹膜和小网膜内存在蛋白质含量高的渗出液，是细菌良好的培养液，此时感染多局限于坏死组织的区域，细菌多由肠道、胆道直接侵入，亦有少数血行感染，多为革兰氏阴性杆菌和厌氧菌感染；并选择脂溶性强、有效透过血胰屏障的药物，可选用喹诺酮类、硝基咪唑类、第三代头孢及碳青霉烯类等抗生素治疗。

后期，由于抗生素的长期应用，容易出现菌群失调，此时易发生院内感染，如泌尿系统、呼吸系统感染。致病菌以革兰氏阴性杆菌为主，并可发生革兰氏阳性球菌、真菌、病毒等感染，可根据细菌培养选用敏感药物治疗。

5. 纠正水、盐电解质紊乱

由于禁食、呕吐、胃肠减压丢失水分及电解质，故应及早补充，注意血钾、血钙的变化，及时输入液体，补充体液的丢失。

6. 营养支持

轻型胰腺炎病情轻，病程、禁食时间均短，给予葡萄糖补充热量即可渡过禁食期。重型胰腺炎表现为全身高代谢反应，能量消耗增加，如无足够热量补充，机体将处于负氮平衡与低蛋白血症状态，因此主张 TPN（应用脂肪乳剂的全胃肠道外营养）疗法。TPN 并不改变急性胰腺炎及其并发症的病程，但能有效地提供能源底物以减轻组织的消耗。

长时间 TPN 易合并感染，并发脂肪性肝病，并且治疗费用高。经肠内营养如鼻空肠导管比全胃肠道外营养对胰腺炎患者更有益，对胰腺炎的病程、转换为手术、治疗费用均有明显优势。急性胰腺炎动物模型显示，空肠内肠内营养与 TPN 相比，其耐受性良好，维持了免疫反应性和肠道完整性，而且减少了细菌和（或）内毒素移位。

7. 休克治疗

休克提示预后不良，应积极抢救：①补充血容量，给予足够血浆、白蛋白甚至全血；②大量输入抑制胰酶活性药物。

8. 急性呼吸窘迫综合征

急性呼吸窘迫综合征(ARDS)是系统性炎症或肺原发性损伤的表现。肺泡充满炎症渗出物，阻止气体交换，导致对补充氧气治疗呈抗性的低氧血症。胸部 X 线检查的典型表现为双侧肺野弥漫性渗出。治疗措施包括插管和机械通气。由于肺为斑块状受累，ARDS 患者在机械通气期间发生压力和容量相关性肺损伤的危险较高。建议保持潮气容量<10 ml/kg，吸气压力峰值<35 cm H_2O。应用呼气末正压通气以防止肺泡塌陷和 FiO_2 下降。

9. 急性肾衰竭

在急性胰腺炎患者中，急性肾衰竭(ARF)可由肾灌注压下降，如低血压或低血容量，或者可能是急性肾小管坏死(acute tubular necrosis, ATN)的结果。ATN 的准确发病机制不祥，但可能涉及肾小管细胞的缺血性损害或炎症性损伤。临床标志是急性少尿。如果存在下列情况之一可诊断为 ARF：①血肌酐增加>0.5 mg/dl (44 μmol/L)或比基线值高 50%；②肌酐清除率减少>50%；③需要透析。

10. 胰性脑病

表现为神经和精神异常、定向力差、谵妄、狂躁等。可出现脑电图(EEG)改变。处理包括血流动力学支持和避免应用可加重神志改变的药物。预后取决于严重程度。

11. 腹腔灌洗

对重型胰腺炎伴腹水的患者，腹腔灌洗可清除腹水中大量毒素、胰酶、炎性因子及血管活性物质等，从而减轻这些物质进入循环后对全身脏器损害。早期实施更有效。

12. 胆石症的治疗

胆总管结石脱落到胰胆管的共同通道内，是导致急性胰腺炎的一个重要原因。及早治疗胆系结石，可预防重型胰腺炎的发生。一旦发生急性胰腺炎，经 B 超、CT 证实有结石可通过十二指肠乳头切开取石。入院 72 小时内行 ERCP 和 EPS 并不危险，且能降低并发症的发生率及死亡率。胆源性、重型或伴有胆管炎或梗阻性黄疸的胰腺炎，应尽早(<72小时)行 ERCP、内镜下逆行括约肌切开术(endoscopic retrograde sphincterotomy)取石或胆管引流，轻型可病情稳定后 ERCP 治疗。入院 72 小时内行 ERCP 和括约肌切开术并不危险，且能降低并发症的发生率及死亡率。

（二）外科治疗

1. 感染性胰腺坏

死感染性胰腺坏死一经证实，应立即进行坏死组织清除手术。

2. 胰腺脓肿

可选择手术引流或经皮穿刺引流。

3. 胰腺假性囊肿

直径<6 cm 的小囊肿多数能自行吸收，直径>6 cm 者应密切随访，必要时选择手术治疗、经皮穿刺引流或内镜下引流治疗。

4. 诊断未明确

疑有腹腔脏器穿孔或肠坏死者需行剖腹探查术。

十、预防

积极治疗胆道疾病、戒酒、避免暴饮暴食、治疗十二指肠乳头周围的疾病、治疗高脂血症等，对急性胰腺炎均有预防意义。

第四章　内分泌系统疾病及相关诊疗技术

第一节　甲状腺功能亢进症的诊断与治疗

甲状腺毒症是指过量的甲状腺激素导致的临床症状。甲状腺功能亢进症则仅限于甲状腺本身激素合成和分泌过度而引起的甲状腺毒症。甲状腺毒症也可以出现在甲状腺非亢进状态的疾病，如甲状腺炎和甲状腺激素过度摄入。亚临床型甲状腺功能亢进症定义为血清促甲状腺激素(TSH)低水平或不可测出，与之同时的三碘甲腺原氨酸(T3)和游离甲状腺素(T4)评估水平在正常参考范围。

甲状腺功能亢进症有多种病因，最常见的包括 Graves 病、毒性多结节性甲状腺肿(TMNG)和甲状腺自主高功能腺瘤(毒性腺瘤，TA)、碘甲状腺功能亢进症、垂体性甲状腺功能亢进症、绒毛膜促性腺激素(hCG)相关性甲状腺功能亢进症。

内源性和外源性的甲状腺功能亢进症都表现为血清甲状腺激素水平升高和 TSH 被抑制。Graves 病是甲状腺功能亢进症的最常见原因，占所有甲状腺功能亢进症的85%左右。Graves 病是促甲状腺受体抗体(TRAb)刺激 TSH 受体而引起甲状腺激素过度产生的一种自身免疫紊乱状态。国外研究报道毒性结节性甲状腺肿与年龄及地方性碘缺乏有关，该病在老年人和缺碘地区中多见。但部分外周血甲状腺激素水平升高是由于甲状腺组织炎症损伤使已合成的甲状腺激素释放至循环系统，并非甲状腺本身功能增高。国外报道，约10%甲状腺毒血症与无痛性甲状腺炎、亚急性甲状腺炎、产后甲状腺炎或用锂和细胞因子(如干扰素-α)治疗有关。

一、Graves 病

(一) 病因

目前认为，Graves 病是自身免疫性甲状腺疾病。大约 15% 的 Graves 病患者有明显的家族遗传易感性，中国人本病发生与人白细胞相关性抗原（HLA）-B_{46} 明显相关。环境因素如感染、应激和性腺激素等的变化可能是本病的诱因。

(二) 发病机制

自身免疫改变是本病的重要特征。血清中有抗甲状腺过氧化物酶抗体（TPOAb），抗甲状腺球蛋白抗体和 TSH 受体抗体（TRAb 和 TSHAb），甲状腺中有淋巴细胞浸润。迄今研究提示，促甲状腺激素受体抗体是引起 Graves 病的主要的、直接的原因。Graves 病患者血中 TRAb 包括甲状腺刺激抗体（TSAb 或 TSI）及促甲状腺激素结合抑制免疫球蛋白（TBII）。甲状腺刺激抗体直接作用在甲状腺细胞膜的 TSH 受体，刺激甲状腺的生长并使其功能亢进。研究发现在未治疗的 Graves 病患者绝大多数 TSI 和 TBII 阳性，提示由不同的 B 淋巴细胞产生的这两种抗体对 Graves 病的发病有重要的作用。

(三) 临床表现

主要由于血液循环中甲状腺激素过多引起，其严重程度与病史长短、激素升高的程度和患者的年龄等因素有关。高代谢综合征为典型症状。

1. 高代谢综合征

易激动、烦躁失眠、心悸、乏力、怕热、多汗、体重下降、食欲亢进、大便次数增多或腹泻，女性月经稀少。心动过速、颤抖、出汗、眼睑迟滞及凝视等症状可能与机体对儿茶酚胺呈过强反应有关或是心脏儿茶酚胺受体对甲状腺激素介导作用增强所致。可伴周期性瘫痪（亚洲的青壮年男性多见）和近端肌肉进行性无力、萎缩，以肩胛骨和骨盆带肌群受累多见，多伴血清钾降低。伴重症肌无力的不足 1%，临床表现为晨轻暮重的进行性肌疲劳无力，新斯的明试验阳性。少数老年患者表现为高代谢综合征不典型，反而表现为乏力、心悸、厌食、抑郁、嗜睡、体重明显减少，称为淡漠型甲状腺功能亢进症。

2. 甲状腺肿

Graves 病大多数患者有不同程度的甲状腺肿大。甲状腺肿为弥散性，质地偏软至中等（病史较久或食用含碘食物较多者可较坚韧），无压痛。甲状腺上下极可触及震颤，闻及血管杂音。少数患者甲状腺不肿大。

3. 心血管系统改变

心率增快，心脏扩大，心律失常（心房颤动等），脉压增大等。

4. 黏液性水肿

见于少数病例。多见于下肢，表现为胫骨前皮肤粗糙，肿胀，非凹陷型，呈橘皮状。

5. 眼部表现

主要包括：①突眼度不超过 18mm。②Stelling 征：瞬目减少，双眼炯炯发亮。③上睑挛缩，眼裂增宽。④vonGracfc 征：双眼向下看时由于上眼睑不能随眼球下落，出现白色巩膜。⑤Joffroy 征：眼球向上看时，前额皮肤不能皱起。⑥Mobius 征：双眼看近物时，眼球辐辏不良。浸润性突眼也称 Graves 眼病（GO），现亦为甲状腺相关性眼病，与眶周组织的自身免疫炎症反应有关。

（四）辅助检查

1. 促甲状腺激素（TSH）

甲状腺功能改变时，TSH 的波动较甲状腺激素更迅速且显著，是反映下丘脑—垂体—甲状腺轴功能的敏感指标。临床上一般检测 TSH 和 FT_4 便可初步评估甲状腺疾病。1995 年美国国家临床生物化学家协会提出 TSH 作为一线测试项目（Front-lineTest），游离甲状腺素（FT_4）作为主要的后续项目。检测技术的改进使 TSH 检验敏感度明显提高。目前检测血清 TSH 常用的方法有免疫放射法（IRMA）（灵敏度 0.1～0.2 mU/L），免疫化学发光法（ICMA）（灵敏度 0.01～0.02 mU/L）。血清 TSH 可用于甲状腺功能亢进症筛查，一般甲状腺功能亢进症患者 TSH<0.1 mU/L，但垂体性甲状腺功能亢进症 TSH 正常或升高。采用 ICMA 测定的敏感 TSH（sTSH）为国际公认的诊断甲状腺功能亢进症的首选指标。

2. 甲状腺激素

包括游离甲状腺素（FT_4）、游离三碘甲状腺原氨酸（FT_3）、总甲状腺素（TT_4）和总三碘甲状腺原氨酸（TT_3）。甲状腺功能亢进症时，血清游离 T_4（FT_4）、游离 T_3（FT_3）、总 T_4（TT_4）和总 T_3（TT_3）水平升高。血清 FT_4 和 FT_3 水平不受甲状腺结合球蛋白（TBG）的影响，较 TT_4、TT_3 测定能更准确地反映甲状腺的功能状态。但 TT_3、TT_4 指标稳定，可重复性好，在不存在 TBG 影响情况下，临床上测定 TT_3、TT_4 同样能反映甲状腺功能。影响 TBG 的因素包括妊娠、服用雌激素、肝病、肾病、低蛋白血症、使用糖皮质激素等。有研究提示，Graves 病和毒性结节性甲状腺肿等合成激素过多的甲状腺疾病中，T_3 的合成比 T_4 相对多，总 T_3 和总 T_4 的比值（ng/μg）多>20，而无痛性或产后甲状腺炎总 T_3 和总 T_4 的比值常<20。对于存在甲状腺扫描和摄碘检查禁忌证（如怀孕和哺乳期）的患者，该比值或有助于评价甲状腺功能亢进症的病因。

3. 甲状腺自身抗体

理论上，甲状腺刺激抗体(TSAb)阳性提示 Graves 病，也作为判断 Graves 病预后和抗甲状腺药物停药的指标。但是 TSAb 的测定条件较复杂，临床开展尚不普及。在甲状腺功能亢进症状态下，甲状腺受体抗体(TRAb)可作为诊断 Graves 病的替代检查。甲状腺刺激性免疫球蛋白(TSI)、第 2 代的 TSH 结合抑制性免疫球蛋白(TBII)、甲状腺过氧化物酶抗体(TPOAb)和甲状腺球蛋白抗体(TgAh)阳性是甲状腺自身免疫病因的佐证。

4. 甲状腺摄 ^{131}I 摄取率和功能试验

甲状腺 ^{131}I 摄取率可用于甲状腺毒症的病因鉴别诊断，但已不作为甲状腺功能亢进症诊断的常规指标。除非最近暴露于碘，甲状腺本身功能亢进时，^{131}I 摄取率增高，摄取高峰前移。Graves 病患者通常对放射碘摄取增加，图像多呈弥散性，而毒性结节性甲状腺肿放射碘摄取为正常或偏高。单独毒性腺瘤的表现为灶性摄取增加而其周围和对侧的甲状腺组织的摄取受到抑制。毒性多结节性甲状腺肿常表现为多区域的灶性增加，存在比较广泛的自主性结节时则难以与 Graves 病相鉴别。在破坏性甲状腺毒症，如亚急性、无痛性或产后甲状腺炎或人为摄取甲状腺激素或过量的碘摄取等情况下，^{131}I 摄取率降低，甚至接近零。^{131}I 摄取率也用于 ^{131}I 治疗时计算放射剂量。目前 T3 抑制试验已基本被摒弃。

5. 甲状腺放射性核素静态显像

锝闪烁显像(^{99}Tc)是利用高锝酸盐在甲状腺停留而获得的甲状腺功能性显像，但无器官特异性。^{99}Tc 或 ^{123}I 闪烁显像均可用于甲状腺结节的甲状腺功能亢进症的病因诊断，对鉴别毒性多结节性甲状腺肿和自主高功能腺瘤的意义较大。

6. 甲状腺 B 超

放射碘检查为禁忌，如怀孕、母乳喂养或新近有碘暴露，彩色多普勒提示甲状腺增大，血流增加对诊断甲状腺高功能有一定帮助，甲状腺炎症时有特征性改变，颈部淋巴结可增大。

(五)诊断

1. 病史采集和体格检查

包括脉率、血压、呼吸和体重，评估甲状腺体积，是否有触痛、腺体的对称性和结节情况、肺、心脏和神经、肌肉功能、外周水肿、眼部症状、胫前黏液性水肿等情况。

2. 辅助检查结果

(1)血清激素：TT_4、FT_4、TT_3、FT_3 增高，TSH 降低(一般<0.1 mU/L)。T3 型甲状腺功能亢进症时仅有 TT_3、FT_3 增高。符合上述特点可诊断临床甲状腺功能亢进症。若合并 TRAb 阳性，甲状腺弥散性肿大考虑为 Graves 病。

（2）T_3 型甲状腺毒症：是指仅血清 T_3 升高而 TT_4 和 FT_4 正常，而 TSH<0.01 mU/L，通常出现在疾病早期或甲状腺自主高功能腺瘤。

（3）其他：甲状腺功能亢进症症状的严重程度与血清游离甲状腺激素水平的升高部分相关，但年龄对甲状腺症状的发生和严重程度的影响更为明显。甲状腺体积、梗阻症状、Graves 眼病等临床表现可能与甲状腺功能亢进症症状或严重程度不一致。对年龄较大的患者，宜密切关注是否合并心血管并发症，超声心动图、心电图、24 h 动态心电图或心肌灌注等检查有助于评估。

（六）鉴别诊断

1. 破坏性甲状腺炎

在大部分患者，亚急性和无痛性甲状腺炎的鉴别并不困难。亚急性甲状腺炎常伴有疼痛，触诊腺体质中到硬，红细胞沉降率（ESR）几乎总大于>50 mm/h 甚至>100 mm/h。无痛性甲状腺炎患者多有家族史或甲状腺自身免疫抗体阳性。

2. 人为使用甲状腺激素

可通过询问病史了解是否摄入了过量的甲状腺激素，检查可见放射碘摄取率极低和甲状腺球蛋白降低。

（七）治疗

抗甲状腺药物（ATDs），^{131}I 治疗（放射碘）或甲状腺切除术均是治疗甲状腺功能亢进症和 Graves 病相对安全的初始选择。目前，在甲状腺功能亢进症治疗方式的选择上存在不同的地域文化差异，如在我国、英国和大部分亚洲地区，医师最常选择 ATDs 和（或）外科手术治疗；而在美国，更多医师倾向于放射碘治疗。然而，研究发现 Graves 病患者随机分配至以上任一种治疗后，其长期预后是大致相仿的。因此，宜在充分考虑后选择合适的治疗方案。

1. 抗甲状腺药物（ATDs）治疗

抗甲状腺药物应用于临床已有 60 余年。治疗目标是使患者尽可能快速、安全地达到甲状腺功能正常。药物治疗并不能直接"治愈"Graves 甲状腺功能亢进症，其主要的作用是减低甲状腺激素的合成和在疾病自发缓解前维持甲状腺功能正常状态，但合适的剂量可有效地控制甲状腺功能亢进症，并可能带来有益的免疫抑制作用。

（1）适应证：患者缓解可能性较大（尤其是病情较轻的女性，甲状腺体积较小和 TRAb 阴性或低滴度）；老年患者有并发症时手术风险增加或期望寿命有限；既往颈部手术或外照射治疗；无法行甲状腺大部分切除术患者；中到重度活动性 GO。

（2）禁忌证：存在长期 ATD 治疗禁忌，如已知既往对 ATDs 有严重不良反应者。

（3）抗甲状腺药物的种类和疗程：MMI 和 PTU 是常用的抗甲状腺药物，卡比马唑是MMI 的前体。卡比马唑在体内快速转换为 MMI（10 mg 的卡比马唑转换成 6 mg 的 MMI），MMI 和卡比马唑的作用方式是相同的。

MMI 和卡比马唑每天 1 次给药则可，在开始予 MMI 治疗时，建议先予较高的剂量（10~20 mg/d）以使甲状腺功能恢复正常水平，接着再把剂量滴定至维持剂量（通常 5~10 mg/d），儿童、青少年 MMI 给药的经典剂量是每天 0.2~0.5 mg/kg。PTU 的作用时间较短，根据甲状腺功能亢进症的严重程度，常需每天 2~3 次给药，起始剂量每次 50~150 mg，每天 3次。维持量为 50 mg，每天 1~2 次。

MMI 顿服的依从性优于 PTU 的多次给药方案（83% vs. 53%）。Graves 病的 ATD 治疗中首先考虑甲巯咪唑。在妊娠前 3 个月、甲状腺危象、对甲巯咪唑治疗反应小且拒绝行放射碘或手术治疗的患者应考虑使用丙硫氧嘧啶。

有学者提出，"阻断和替代治疗"，即在抗甲状腺药物维持量治疗的基础上加用左甲状腺素。但近期研究提示"阻断和替代法"可能增加与抗甲状腺药物剂量相关的并发症的发生率，建议尽量避免使用。

使用 ATDs 的患者整个疗程需 12~18 个月。起始治疗期每 4 周需监测血清游离 T_4 和 T_3 水平，根据结果调整剂量。在治疗后数月内血清 TSH 都有可能处于抑制水平，故 TSH并不是监测治疗效果的良好指标，但当甲状腺功能亢进症症状缓解后同时监测游离 T_4 和TSH 是必需的。减量期每 4~8 周监测甲状腺功能，在甲状腺功能完全正常后的维持量期，可每 2~3 个月评估 T_3、T_4 和 TSH。在停用抗甲状腺药物前，建议复查 TRAb 水平，结果如正常提示缓解的概率更高。

（4）治疗前准备：部分 Graves 病患者由于自身免疫损害易发生血白细胞减少，肝酶升高也较常见，因此，建议在抗甲状腺药物治疗前检查白细胞分类计数，胆红素和转氨酶，如中性粒细胞计数 $<0.5 \times 10^9/L$ 或肝转氨酶升高大于正常高限的 5 倍是采用抗甲状腺药物治疗的禁忌证。

（5）不良反应：抗甲状腺药物常见的不良反应有过敏皮疹、肝脏损伤、黄疸、关节痛、腹痛、恶心、疲乏、白细胞减少、发热和咽炎等。

服用 PTU 或 MMI 都有出现白细胞减少，甚至粒细胞缺乏的可能，但循证依据显示PTU 和低剂量 MMI 出现的概率相对较少些。建议服用抗甲状腺药物的患者定期监测白细胞计数，有助于早期发现粒细胞缺乏症。当出现发热和咽炎时应检查白细胞分类计数，如出现粒细胞缺乏应立刻终止用药。有学者认为，MMI 或 PTU 的不良反应风险存在交叉，其中一种药物如发生粒细胞缺乏症，不建议更换为另一种药物。

研究指出，PTU 引起肝脏损伤的发生率高于 MMI。致命性暴发性肝坏死是严重的不良反应，如不能早期发现，会导致肝衰竭甚至死亡，报道中以 PTU 引起为主。在 PTU 使用过程中如出现皮肤瘙痒、黄疸、恶心或疲乏、腹痛或腹胀、食欲减退、大便颜色变浅、尿色加深、关节痛等临床表现时，应检查肝功能，以便及时处理。如转氨酶水平达到正常上限 2~3 倍(无论是在治疗初期、偶然发现或临床检查)，且在 1 周内复查无改善者，不宜继续使用 PTU。MMI 肝毒性常见表现为胆汁淤积症，肝细胞损伤较少见，所以有学者提出，如 PTU 诱导的肝毒性不严重，可考虑改用 MMI 以控制甲状腺毒症。

据报道，MMI 和 PTU 可引起关节病和狼疮样综合征。PTU 偶尔会引起抗中性粒细胞胞质抗体(ANCA)相关性的小血管炎，这种发生风险是随着用药时间延长而增加的。轻微的过敏反应，如局限的小皮疹在使用 MMI 或 PTU 的患者中发生率为 5%。联用抗组胺药物可改善症状，如症状持续则需考虑停药，改用其他的治疗方式。

停用 ATDs 治疗 1 年后，血清 TSH、FT_4 和 T_3 水平正常的患者可认为疾病缓解。欧洲一项长期研究显示药物治疗 5~6 年后缓解率仍可达到 50%~60%。影响缓解率的因素有男性、吸烟者(尤其男性)和甲状腺肿较大(≥80 g)，TRAb 持续高水平，彩色多普勒提示甲状腺血流丰富。如 Graves 病患者在口服抗甲状腺药物疗程结束后再次出现甲状腺功能亢进症，建议采用放射碘或甲状腺切除术治疗，若仍复发，则倾向于再次使用药物治疗，但维持量期应延长。

2. β 受体阻滞药治疗

可减缓心率、降低收缩压、缓解肌无力和震颤，改善易怒、情绪不稳和运动耐量等甲状腺功能亢进症状。常用制剂有普萘洛尔、阿替洛尔、美托洛尔。非完全特异选择 $β_1$ 受体的 β 受体阻滞药禁用于合并有支气管哮喘的患者。不能耐受 β 受体阻滞药患者可以选用口服钙离子通道阻滞药控制心率。在 β 受体阻滞药治疗的基础上，特殊的心血管治疗应用于针对并发的心肌缺血、充血性心力衰竭或房性心律失常而进行处理，在心房纤颤患者有必要行抗凝治疗。

3. 放射性碘治疗

迄今，^{131}I 治疗应用于甲状腺功能亢进症已有 60 余年，临床证实有良好的疗效，主要不良反应为远期甲状腺功能减退症。建议在有监护条件的医院开展。

(1)适应证：老年患者，外科手术风险较高患者，既往曾手术治疗或颈部外照射治疗，无法行甲状腺大部分切除术患者或有 ATD 使用禁忌的患者。

(2)禁忌证：妊娠和哺乳期妇女，合并或怀疑甲状腺癌，不能遵循放射安全指引的患者，计划在 4~6 个月内怀孕的女性患者。根据全身、低水平射线暴露的肿瘤风险与年龄有关，因此 Graves 病儿童或青少年建议慎重选择。

(3)术前准备：放射碘治疗前 7 天以上应避免过量的碘摄入，包括不能服用含有碘的多种维生素。低碘饮食有助于提高甲状腺对放射碘的摄取。术前控制心血管并发症，改善肝肾功能和代谢异常可减少碘治疗的不良反应。研究提示并发甲状腺功能亢进症性心脏病的患者应用放射碘治疗作为单一方案治疗并不使心脏症状加重，但需加强心脏功能的监护。生育年龄的妇女在放射碘治疗前 48 h 内应进行妊娠试验。

如甲状腺功能亢进症症状严重或游离甲状腺激素的水平高于正常值 2~3 倍，碘治疗时并发症的风险可能增加，建议可以采用抗甲状腺药物和 β 受体阻滞药进行预治疗。预治疗的患者须在放射碘治疗前 3~5 天停用抗甲状腺药物，且在术后 3~7 天才能再次起用，并在其后 4~6 周内随着甲状腺功能恢复正常而逐渐减量至停用。

(4)剂量和选择：^{131}I 治疗甲状腺功能亢进症是非常有效的治疗手段。GJraves 病患者的 ^{131}I 治疗通常单次进行，也可以根据病情分次进行。

固定 ^{131}I 剂量的方案，虽然实施简便，但治疗后甲状腺功能减退症发生率高。证据表明，10mC$_i$(370MBq)剂量在 1 年内使 69% 的患者出现甲状腺功能低下(表示治愈)，15mC$_i$(450MBq)剂量 6 个月的甲状腺功能低下发生为 75%。

^{131}I 治疗计算剂量需明确以下 3 点：放射碘的摄取能力、甲状腺体积和每克甲状腺接收到的射线暴露剂量(μC$_i$orBq)(如活性(μC$_i$) = 腺体重量(g)×150μC$_i$/9×[1/24h 摄取剂量%])，通常摄碘能力是按 24 h 计算，腺体大小可通过触诊或超声检查明确。推荐的 ^{131}I 剂量可能会存在较大的差异(即介于 50~200μC$_i$/g)。

(5)注意事项：实施应遵循国家和地方的涉及放射碘治疗的放射安全守则。放射碘治疗应由有资格的医师提供和操作，同时接受碘治疗的患者应了解放射安全防范的基本内容，如果患者不能遵循该安全防范应选择其他治疗方式。

(6)不良反应：①原发性甲状腺功能减退症。发生率与 ^{131}I 治疗剂量有密切关系，当剂量大于 150μC$_i$/9，发生甲状腺功能低下症的概率非常大。②放射性甲状腺炎。碘治疗后 1 周，有部分患者(<10%)会有轻度的甲状腺触痛，使用对乙酰氨基酚或非甾体类抗炎药可缓解。③甲状腺危象。多见于放射碘治疗前甲状腺激素水平明显升高的患者，口服抗甲状腺药物预治疗可以减少其发生。④性腺生殖系统。部分男性患者在 ^{131}I 治疗后会出现睾酮与黄体生成素(LH)比值的轻度下降，虽然研究发现这种改变是亚临床和可逆的，但是建议 ^{131}I 治疗 3~4 个月后才考虑生育。女性患者应在 ^{131}I 治疗后 4~6 个月明确了甲状腺功能正常且平稳才开始受孕。当甲状腺功能恢复正常后，患者(不分性别)生育能力和其后代的先天异常与正常人群无明显差异。

(7)随访：放射性碘治疗后的患者应终身随访。随访的内容包括甲状腺功能检查、临床症状和体格检查等。大多数患者在接受放射碘治疗后 4~8 周内甲状腺功能的检查和临床症状可恢复正常。如治疗后 1~2 个月内仍为甲状腺功能亢进症，应随后每 4~6 周持续监测甲状腺功能。TSH 水平会持续受抑制至碘治疗后 1 个月甚至甲状腺功能亢进症复发，出现持续的 TSH 水平抑制和总 T$_3$ 和游离 T$_4$ 正常情况暂不需重复治疗，但需密切监测以明确是否甲状腺功能亢进症复发或发展至甲状腺功能减退症。甲状腺功能减退症最常见发生于治疗后 2~6 个月内，也有治疗后 4 周便出现。甲状腺功能低下症患者采用甲状腺激素(L-T$_4$)替代治疗。Graves 病患者[131]I 治疗后 6 个月持续甲状腺功能亢进症，可以考虑重复放射性碘治疗。多次[131]I 治疗后甲状腺功能亢进症仍难以控制的患者，可考虑手术治疗。

4. 手术治疗

(1)适应证：①有压迫症状或甲状腺肿大明显(≥80 g)。②放射碘相对低摄取。③证实或怀疑有为甲状腺恶性肿瘤(如细胞学检查怀疑或不能定性)。④大的无功能或低功能结节。⑤合并甲状旁腺功能亢进需要手术治疗的。⑥女性患者 4~6 个月内计划怀孕的(如在选择放射碘治疗后 4~6 个月内甲状腺激素无法恢复正常)。⑦中到重度活动性 GO。

(2)Graves 病甲状腺结节：Graves 病患者的甲状腺癌发生率并不多见，约为 2%或更低。但对直径>1~1.5 cm 的甲状腺结节应进行评估，如果放射碘扫描下为无功能或低功能结节，恶性的可能性相对较高，建议行甲状腺细针穿刺行细胞学检查，如细胞学检查不确定(可疑)或诊断为恶性，建议在 ATDs 治疗甲状腺功能恢复后应行外科手术治疗。甲状腺超声有助于甲状腺结节性质的评估。

(3)相对禁忌证：合并心肺疾病、晚期肿瘤、严重虚弱的患者、妊娠。Graves 病合并妊娠患者在需要快速控制甲状腺功能亢进症和抗甲状腺药物不能使用的情况下可以手术治疗，但需考虑麻醉和早产的风险。

(4)术前准备：尽可能使用抗甲状腺药物使甲状腺功能正常后再行甲状腺切除术，术时停用抗甲状腺药物。在术前应予碘化钾、饱和碘化钾溶液(SSKI)或无机碘预处理以减少甲状腺血流、血管分布和术中出血。应在术前 10 天开始使用碘化钾，碘化钾有 Lugol 溶液(每滴含 8 mg 碘)，给药方法每次 5~7 滴(0.25~0.35 mL)，每天 3 次；或者 SSKI(每滴 50 mg 碘)，给药方法每天 1~2 滴(0.05~0.1 mL)，每天 3 次，可混入水或果汁服用。患者甲状腺功能未达正常，但又对抗甲状腺药物过敏或遇需紧急行甲状腺切除术，需在术前充分使用 β 受体阻滞药和碘化钾治疗，使用糖皮质激素有利于紧急手术的快速准备。

(5)手术并发症：①甲状腺危象。常见原因包括手术应激、麻醉或甲状腺操作诱发，采用 ATDs 预治疗可能有一定的预防作用。②甲状旁腺损伤或甲状旁腺功能减退。次全切除术或全切除术后最常见的并发症，表现为短暂或永久的甲状旁腺损伤所致的低钙血症。建议行血清钙和甲状旁腺激素测定，给予口服钙和 1,25-二羟维生素 D 治疗。在全甲状腺切除术后即出现 iPTH 降低(<10~15 ng/L)，预示可能会发生症状性低钙血症且需补充钙剂和 1,25-二羟维生素 D。甲状腺手术的并发症还有暂时或永久性喉返神经或喉上神经损伤、术后出血和麻醉相关并发症。

(6)术后管理：甲状腺切除术后宜长期随访甲状腺功能，每年监测 1 次或根据临床表现进行监测。建议在术后 6~8 周监测血清 TSH 水平，根据甲状腺功能滴定甲状腺激素的补充量。

二、亚临床型甲状腺功能亢进症

(一) 主要特点

亚临床型甲状腺功能亢进症是一种特殊类型的甲状腺功能亢进症，血游离三碘甲腺原氨酸(FT_3)、游离甲状腺素(FT_4)正常，促甲状腺素(TSH)低于正常，可以看作是程度轻微的甲状腺功能亢进症。在某些亚临床型甲状腺功能亢进症患者可出现心血管系统病变和骨密度降低，亦可能出现轻微甲状腺功能亢进症状或认知改变。亚临床型甲状腺功能亢进症对死亡率的影响仍存在争议，但每年不治疗的 SH 进展为显性甲状腺功能亢进症的风险为 0.5%~1%。亚临床型甲状腺功能亢进症在普通人群发病率约为 1%。

(二) 病因

在老年人，多结节性甲状腺肿可能是 SH 最常见的病因，其他的内源性病因包括 GD、孤立性自主功能性结节和多种甲状腺炎。某些健康的老年人可能会出现血清 TSH、游离 T_4 和 T_3 的水平在正常低值，排除了甲状腺或垂体疾病，考虑是由垂体—甲状腺轴的"调定点"发生改变所致。其他能引起 TSH 降低而游离 T_4 和 T_3 的水平正常的常见情况有糖皮质激素治疗、中枢性甲状腺功能减退症和甲状腺炎(急性或亚急性)的恢复期。

(三) 治疗时机

一旦发现亚临床型甲状腺功能亢进症，建议在 3 个月或 6 个月内重复测定血清 TSH。亚临床型甲状腺功能亢进症患者中血液中甲状腺受体抗体(TRAb)和甲状腺过氧化物酶抗体(TPO)等滴度升高，考虑与甲状腺自身免疫疾病相关，如 Graves 病。若 B 超和放射性核素扫描等影像学检查发现甲状腺结节，结合抗体滴度水平不高，则考虑结节性甲状腺肿引起的可能性较大。

部分由 Graves 病引起的亚临床型甲状腺功能亢进症可自行缓解，对仅持续低 TSH 的患者可密切随访，不必立即启动干预治疗。

对亚临床型甲状腺功能亢进症采用干预治疗的主要目的是预防终点事件。国外指南提出以下亚临床型甲状腺功能亢进症患者可以考虑治疗：若 TSH 持续<0.1 mU/L，年龄≥65 岁患者、未行雌激素或双膦酸盐化合物治疗的绝经女性患者、存在心脏危险因素、心脏病或骨质疏松症或有甲状腺功能亢进症状的患者。治疗前应排除甲状腺炎。治疗通常可以采用小剂量的抗甲状腺药物，β 受体阻滞药可以用于控制症状，改善亚临床型甲状腺功能亢进症患者的心血管相关死亡率，尤其与心房纤颤相关性的心血管事件。结节性甲状腺肿所

致亚临床型甲状腺功能亢进症且合并压迫症状或考虑为恶性时，是外科手术的适应证。

三、淡漠型甲状腺功能亢进症

（一）主要特点

淡漠型甲状腺功能亢进症，又称为隐蔽型甲状腺功能亢进症，为甲状腺功能亢进症的特殊类型。患者无甲状腺功能亢进症的典型症状，表现为消瘦、精神萎靡、抑郁，缺乏其他高代谢综合征及神经应激性增高症状。临床上较为罕见，以老年女性居多，易漏诊或误诊，使病情严重而易发生甲状腺功能亢进症危象。

（二）病因

至今未阐明，有提示与典型的 Graves 病相似，其中自身免疫功能紊乱是关键因素。也有研究提示与组织对儿茶酚胺的感受性降低有关。

（三）临床表现

起病隐袭，中年以上多见，老年居多，其中老年女性患者为主。高代谢综合征表现不典型，无怕热多汗。时而表现为畏寒，皮肤干燥，弹性差，暗淡无光；时而伴有色素沉着；时而表现为明显消瘦，皮下脂肪较少，肌肉萎缩；时而表现为恶病质状态；缺乏交感神经兴奋症状，表现为表情淡漠，苍老，对周围事物漠不关心，懒言少动，精神思维活动迟钝，反应迟缓，有些患者表现为抑郁症。常见一侧或两侧眼睑下垂，无肢体震颤，腱反射减弱。可发生甲状腺功能亢进症性肌病、骨质疏松，以及自发生骨折等。心血管及消化系统症状表现突出，胸闷、心悸常见，常伴房颤、心脏扩大或有充血性心力衰竭。消化系统表现为食欲缺乏、恶心，顽固性呕吐者多见，亦有表现为便秘、便秘与腹泻交替或腹泻。多无突眼。甲状腺一般不大，不易扪及，亦可触及一个或多个结节。

（四）辅助检查

血清甲状腺激素（TT_3、TT_4、FT_3、FT_4）水平升高，有些表现为 T_3 型甲状腺功能亢进症或 T_4 水平升高，而 T_3 正常。甲状腺扫描呈热结节，摄碘率常升高，也可以在正常范围。有甲状腺结节者需进一步明确结节性质，排除甲状腺肿瘤。

（五）诊断

有典型甲状腺功能亢进症症状，为减少漏诊和误诊比率，建议遇到上述临床表现的患者应疑诊本病，进一步检测甲状腺功能，明确诊断。

（六）治疗

基本原则与 Graves 病相同。建议加强营养支持治疗，可给予高热量、高蛋白、高维生素饮食，纠正机体耗竭状态。多数学者主张采用抗甲状腺药物治疗，但用药量宜偏小，密切观察肝功能等，避免药物不良反应，给药疗程同一般甲状腺功能亢进症。也可以采用放射性碘治疗，但病情较重、并发症较多的患者放射性碘治疗前可先予以抗甲状腺药物治疗。除非有明显的甲状腺结节或疑诊肿瘤者，一般不宜采用手术治疗。

第二节　糖尿病的诊断与治疗

一组由多病因引起以慢性高血糖为特征的代谢性疾病，是由于胰岛素分泌和（或）作用缺陷所引起。长期糖类，以及脂肪、蛋白质代谢紊乱可引起多系统损害，导致眼、肾、神经、心脏、血管等组织器官慢性进行性病变、功能减退及衰竭；病情严重或应激时可发生急性严重代谢紊乱，如糖尿病酮症酸中毒（DKA）、高渗高血糖综合征。

糖尿病不是单一病因引起的疾病，而是由包括遗传和环境因素在内的复合病因引起的临床综合征。但目前其病因与发病机制仍未完全阐明。糖尿病的发病与胰岛素缺乏（绝对或伴有胰岛素抵抗的相对缺乏）有关。胰岛素不足引起的一系列效应在糖尿病相关代谢紊乱中扮演主要角色，而高血糖在糖尿病并发症的发生发展中起重要作用。我国传统医学对糖尿病已有认识，糖尿病属"消渴"症的范畴，早在公元前 2 世纪，《黄帝内经》已有论述。

糖尿病是常见病、多发病。是严重威胁人类健康的世界性公共卫生问题。目前在世界范围内，糖尿病患病率、发病率和糖尿病患者数量急剧上升，据国际糖尿病联盟（IDF）统计：2011 年全世界糖尿病患者数已达 3.66 亿，较 2010 年的 2.85 亿增加近 30%。近 30 年来，随着我国经济的高速发展、生活方式西方化和人口老龄化，肥胖率上升，我国糖尿病患病率也呈快速增长趋势：现成年人糖尿病患病率达 9.7%，而糖尿病前期的比例更高达 15.5%，相当于每 4 个成年人中就有 1 个高血糖状态者，我国可能已成为世界上糖尿病患者数最多的国家。更为严重的是我国约有 60% 的糖尿病患者未被诊断，而已接受治疗者，糖尿病控制状况也很不理想。我国 2003 年、2004 年、2006 年大中城市门诊的调查显示，仅有 1/4 的糖尿病患者糖化血红蛋白达标。另外，儿童和青少年 T_2DM 的患病率显著增加，目前已成为超重儿童的关键健康问题。为此，我国卫生部早于 1995 年制定了国家《糖尿病防治纲要》以指导我国糖尿病的防治工作。中华医学会糖尿病学分会在 2003 年开始编写《中国 T_2DM 防治指南》以规范我国糖尿病的防治，并分别于 2007 年、2010 年和 2013 年进行了更新。

糖尿病患者中 T_2DM 最多见，占 90% ~ 95%。T_1DM 在亚洲较少见，但在某些国家和地区则发病率较高；目前我国还缺乏有代表性的 T_1DM 患病率和发病率的研究，估计我国 T_1DM 占糖尿病的比例<5%。

一、病因与发病机制

病因与发病机制极为复杂，至今未完全阐明。不同类型其病因不尽相同，即使在同一类型中也存在着异质性。总的来说，遗传因素及环境因素共同参与其发病。胰岛素由胰岛β细胞合成和分泌，经血液循环到达体内各组织器官的靶细胞，与特异受体结合并引发细胞内物质代谢效应，这过程中任何一个环节发生异常均可导致糖尿病。

在糖尿病的自然进程中，不论其病因如何，都会经历几个阶段：患者已存在糖尿病相关的病理生理改变(如自身免疫抗体阳性、胰岛素抵抗、胰岛 β 细胞功能缺陷)相当长时间，但糖耐量仍正常。随病情进展首先出现糖调节受损(IGR)，包括空腹血糖受损(IFG)和糖耐量异常(IGT)，两者可分别或同时存在，近有主张将 HbAlc 在 5.7% ~ 6.5% 也称为糖尿病前期；IGR 代表了正常葡萄糖稳态和糖尿病高血糖之间的中间代谢状态，是最重要的 T_2DM 高危人群，其中 IGT 预测发展为糖尿病有更高的敏感性，每年有 1.5% ~ 10.0% 的 IGT 患者进展为 T_2DM；并且在大多数情况下，IGR 是糖尿病自然病程中的一部分，最后进展至糖尿病。进展至糖尿病后，部分患者可通过饮食调节、运动、减肥等使血糖得到控制，多数患者则需在此基础上使用口服降糖药使血糖达理想控制，但不需要用胰岛素治疗；随着病情进展，β 细胞分泌胰岛素功能进行性下降，患者需应用胰岛素帮助控制高血糖，但不依赖外源胰岛素维持生命；随胰岛细胞破坏进一步加重，至胰岛 β 细胞衰竭时，则需要依赖外源胰岛素维持生命。

(一)T_1DM

绝大多数是自身免疫性疾病，遗传因素和环境因素共同参与其发病。某些外界因素(如病毒感染、化学毒物和饮食等)作用于有遗传易感性的个体，激活 T 淋巴细胞介导的一系列自身免疫反应，引起选择性胰岛 β 细胞破坏和功能衰竭，体内胰岛素分泌不足进行性加重，最终导致糖尿病。近年证实 T_1DM 也存在胰岛素抵抗，后者在 T_1DM 的发病和(或)加速病情恶化中也起一定作用。

1. 遗传因素

在同卵双生子中 T_1DM 同病率达 30% ~ 40%，提示遗传因素在 T_1DM 发病中起重要作用。T_1DM 遗传易感性涉及多个基因，包括 HLA 基因和非 HLA 基因，现尚未被完全识别。已知位于 6 号染色体短臂的 HLA 基因为主效基因，其他为次效基因。HLA- I、HLA- II 类分子参与了 $CD4^+T$ 淋巴细胞及 $CD8^+$ 杀伤 T 淋巴细胞的免疫耐受，从而参与了 T_1DM 的发病。特定的 HLA 基因和单倍体与 T_1DM 发病有关：DR3_DQ2/DR4_DQ8 为高危基因，DR4_DQ8（DRB1 * 04_DQA1 * 0301_B1 * 0302）和 DR3_DQ2（DRB1 * 03_DQA1 * 0501_B1 * 0201）为高危单倍体，DR15_DQ6（DRB1 * 15_DQA1 * 0102_B1 * 0602）和 DR14_DQ5（DRB1 * 14_DQA1 * 0101_B1 * 0503）为保护性单倍体。其他基因可能也参与了 T_1DM 的易感性：INS 5'VNTR（胰岛素基因的非编码启动区，染色体 llp）可能影响胰岛素基因的表达，继而影响胸腺对胰岛素反应 T 淋巴细胞的选择；CTLA4（细胞毒性淋巴细胞抗原 A 基因，染色体 2q）在 T 淋巴细胞作用和调控中起作用；PTPN22（非受体型蛋白酪氨酸磷酸酶 N22 基因，染色体 1p）也是 T 淋巴细胞作用的调控因子等。近年还发现许多与免疫耐受或调节有关的基因多态性与 T_1DM 的易感性有关。

总而言之，T_1DM 存在着遗传异质性，遗传背景不同的亚型其病因及临床表现不尽相同。

2. 病毒感染

据报道与 T_1DM 发病有关的病毒包括风疹病毒、腮腺炎病毒、柯萨奇病毒、脑心肌炎病毒和巨细胞病毒等。病毒感染可直接损伤 β 细胞，迅速、大量破坏 p 细胞或使细胞发生微细变化、数量逐渐减少。病毒感染还可损伤 β 细胞而暴露其抗原成分，打破自身免疫耐受，进而启动自身免疫反应，现认为这是病毒感染导致 β 细胞损伤的主要机制。最近，基于 T_1DM 动物模型的研究发现胃肠道中微生物失衡也可能与该病的发生有关。

3. 化学毒物和饮食因素

链脲佐菌素和四氧嘧啶糖尿病动物模型，以及灭鼠药吡甲硝苯脲所造成的人类糖尿病属于非免疫介导性 β 细胞破坏（急性损伤）或免疫介导性 β 细胞破坏（小剂量、慢性损伤）。而过早接触牛奶或谷类蛋白，引起 T_1DM 发病机会增大，可能与肠道免疫失衡有关。

4. 自身免疫

许多证据支持 T_1DM 为自身免疫性疾病：①遗传易感性与 HLA 区域密切相关，而 HLA 区域与免疫调节，以及自身免疫性疾病的发生有密切关系；②常伴发其他自身免疫性疾病，如桥本甲状腺炎、Addison 病等；③早期病理改变为胰岛炎，表现为淋巴细胞浸润；④已发现近 90% 新诊断的 T_1DM 患者血清中存在针对 B 细胞的单株抗体；⑤动物研究表明，免疫抑制治疗可预防小剂量链脲佐菌素所致动物糖尿病；⑥同卵双生子中有糖尿病的一方从无糖尿病一方接受胰腺移植后迅速发生胰岛炎和 β 细胞破坏。

（1）体液免疫：已发现 90% 新诊断的 T_1DM 患者血清中存在针对 B 细胞的单株抗体，比较重要的有多株胰岛细胞抗体（ICA）、胰岛素抗体（IAA）、谷氨酸脱羧酶抗体（GADA）、蛋白质酪氨酸磷酸酶样蛋白抗体（IA-2A 及 IA-2BA）、锌转运体 8 抗体（ZnT8A）等。胰岛细胞自身抗体检测可预测 T_1DM 的发病及确定高危人群，并可协助糖尿病分型及指导治疗。

（2）细胞免疫：目前认为细胞免疫异常在 T_1DM 发病中起更重要作用。细胞免疫失调表现为致病性和保护性 T 淋巴细胞比例失衡及其所分泌细胞因子或其他介质相互作用紊乱，其间关系错综复杂，一般认为发病经历 3 个阶段：①免疫系统被激活；②免疫细胞释放各种细胞因子；③胰岛 β 细胞受到激活的 T 淋巴细胞影响或在各种细胞因子或其他介质单独或协同作用下、直接或间接的高度特异性的自身免疫性攻击，导致胰岛炎。T_1DMβ 细胞破坏可因坏死或凋亡所致，其中凋亡更为重要。

5. 自然史

T_1DM 的发生、发展经历以下阶段：①个体具有遗传易感性，临床无任何异常。②某些触发事件如病毒感染引起少量 β 细胞破坏并启动长期、慢性的自身免疫过程；此过程呈持续性或间歇性，期间伴随 β 细胞的再生。③出现免疫异常，可检测出各种胰岛细胞抗体。④β 细胞数目开始减少，仍能维持糖耐量正常。⑤β 细胞持续损伤达到一定程度时（通常只残存 10%~20%β 细胞），胰岛素分泌不足，出现糖耐量降低或临床糖尿病，需用外源胰岛素治疗控制高血糖。⑥β 细胞几乎完全消失，需依赖外源胰岛素维持生命。

（二）T_2DM

也是由遗传因素及环境因素共同作用而形成的多基因遗传性复杂病，是一组异质性疾病。目前对 T_2DM 的病因与发病机制仍然认识不足。

1. 遗传因素与环境因素

同卵双生子中 T_2DM 的同病率接近 100%，但起病和病情进程则受环境因素的影响而变异甚大。其遗传特点为：①参与发病的基因很多，分别影响糖代谢有关过程中的某个中间环节，而对血糖值无直接影响；②每个基因参与发病的程度不等，大多数为次效基因，可能有个别为主效基因；③每个基因只是赋予个体某种程度的易感性，并不足以致病，也不一定是致病所必需；④多基因异常的总效应形成遗传易感性。现有资料显示：遗传因素主要影响 β 细胞功能。

环境因素包括年龄增长、现代生活方式、营养过剩、体力活动不足、子宫内环境，以及应激、化学毒物等。在遗传因素和上述环境因素共同作用下所引起的肥胖，特别是中心性肥胖，与胰岛素抵抗和 T_2DM 的发生密切相关。

2. 胰岛素抵抗和 β 细胞功能缺陷

β 细胞功能缺陷导致不同程度的胰岛素缺乏和组织（特别是骨骼肌和肝脏）的胰岛素抵抗是 T_2DM 发病的两个主要环节。不同患者其胰岛素抵抗和胰岛素分泌缺陷在发病中的重要性不同，同一患者在疾病进程中两者的相对重要性也可能发生变化。在存在胰岛素抵抗的情况下，如果 β 细胞能代偿性增加胰岛素分泌，则可维持血糖正常；当 β 细胞功能无法代偿胰岛素抵抗时，就会发生 T_2DM。

（1）胰岛素抵抗：胰岛素降低血糖的主要机制包括抑制肝脏葡萄糖产生、刺激内脏组织(如肝脏)对葡萄糖的摄取，以及促进外周组织(骨骼肌、脂肪)对葡萄糖的利用。胰岛素抵抗指胰岛素作用的靶器官(主要是肝脏、肌肉和脂肪组织)对胰岛素作用的敏感性降低。

胰岛素抵抗是 T_2DM 的特性，现认为可能是多数 T_2DM 发病的始发因素，且产生胰岛素抵抗的遗传背景也会影响 β 细胞对胰岛素抵抗的代偿能力。但胰岛素抵抗的发生机制至今尚未阐明。目前主要有脂质超载和炎症两种论点：脂肪细胞增大致血液循环中 FFA 及其代谢产物水平增高，以及在非脂肪细胞(主要是肌细胞、肝细胞、胰岛 β 细胞)内沉积，从而抑制胰岛素信号传导；增大的脂肪细胞吸引巨噬细胞，分泌炎症性信号分子(如 TNF-α、抵抗素、IL-6 等)，通过 Jun 氨基端激酶(JNK)阻断骨骼肌内的胰岛素信号传导；两者相互交叉，互有补充。

(2)β 细胞功能缺陷：在 T_2DM 的发病中起关键作用，β 细胞对胰岛素抵抗的失代偿是导致 T_2DM 发病的最后共同机制。近年更有学者提出 β 细胞胰岛素分泌缺陷可能是部分 T_2DM 发病的始动因素，高胰岛素血症是继发于高血糖。现已证明从糖耐量正常到 IGT 到 T_2DM 的进程中，β 细胞功能呈进行性下降，T_2DM 诊断时其 β 细胞数量已丧失了 50%。

T_2DMβ 细胞功能缺陷主要表现为：①胰岛素分泌量的缺陷：T_2DM 早期空腹胰岛素水平正常或升高，葡萄糖刺激后胰岛素分泌代偿性增多(但相对于血糖水平而言胰岛素分泌仍是不足的)；随着疾病的进展和空腹血糖浓度增高，基础胰岛素分泌不再增加，甚至逐渐降低，而葡萄糖刺激后胰岛素分泌缺陷更明显。患者一般先出现对葡萄糖刺激反应缺陷，对非葡萄糖的刺激(如氨基酸、胰高血糖素、化学药物等)尚有反应；至疾病后期胰岛β 细胞衰竭时，则对葡萄糖和非葡萄糖的刺激反应均丧失。②胰岛素分泌模式异常：静脉注射葡萄糖后(IVGTT 或高糖钳夹试验)第 1 时相胰岛素分泌减弱或消失；口服葡萄糖耐量试验(OGTT)中早时相胰岛素分泌延迟、减弱或消失；疾病早期第 2 时相(或晚时相)胰岛素分泌呈代偿性升高及峰值后移，当病情进一步发展则第 2 时相(或晚时相)胰岛素分泌也渐减；且对葡萄糖和非葡萄糖刺激反应均减退。胰岛素脉冲式分泌缺陷：正常胰岛素呈脉冲式分泌，涵盖基础和餐时状态；T_2DM 胰岛素分泌谱紊乱，正常间隔脉冲消失，出现高频脉冲及昼夜节律紊乱；在糖尿病的发生、发展过程中，胰岛素脉冲式分泌异常可能比糖刺激的第 1 时相胰岛素分泌异常更早出现。③胰岛素分泌质的缺陷：胰岛素原与胰岛素的比例增加，胰岛素原的生物活性约为胰岛素的 15%。

目前对造成胰岛 β 细胞缺陷的病因和易感因素、导致 B 细胞损害的启动因素和加重机制仍不明确，涉及多因素，且可能主要是由基因决定的。在糖尿病发病过程中，线粒体功能异常、三羧酸循环碳的提供和消耗异常、蛋白激酶丙二酰辅酶 A、TG/FFA 循环、β 细胞合成和分泌胰岛素的生物学过程的障碍、子宫内或生命早期的内分泌激素改变和营养不良等引起的 β 细胞数量减少都可能是 β 细胞缺陷的先天因素；而糖脂毒性、氧化应激、内质网应激等则可能是 β 细胞缺陷的始动因素；而糖脂毒性、氧化应激和内质网应激、胰岛炎症、终末糖基化产物形成、胰岛脂肪和(或)淀粉样物质沉积、β 细胞低分化和(或)过度凋亡等使 β 细胞的结构和功能进一步恶化。

3. 胰岛 α 细胞功能异常和胰高血糖素样多肽-1(GLP-1)分泌缺陷

近年研究发现，与正常糖耐量者比较，T_2DM 患者血 GLP-1 浓度降低，尤其是进餐后。但目前尚不清楚这种现象是高血糖的诱发原因或是继发于高血糖。

GLP-1 由肠道 L 细胞分泌，主要生物作用包括刺激 B 细胞葡萄糖介导的胰岛素合成和分泌、抑制胰高血糖素分泌。其他生物学效应包括延缓胃内容物排空，抑制食欲及摄食，促进 β 细胞增殖和减少凋亡，改善血管内皮功能和保护心脏功能等。GLP-1 在体内迅速被二肽基肽酶-4(DPP-4)降解而失去生物活性，其血浆半衰期不足 2 分钟。

已知胰岛中 α 细胞分泌胰高血糖素在保持血糖稳态中起重要作用。正常情况下，进餐后血糖升高刺激早时相胰岛素分泌和 GLP-1 分泌，进而抑制 α 细胞分泌胰高血糖素，从而使肝糖输出减少，防止出现餐后高血糖。研究发现，T_2DM 患者由于 β 细胞数量明显减少，α/β 细胞比例显著增加；另外 T_2DM 患者普遍存在 α 细胞功能紊乱，主要表现为 α 细胞对葡萄糖敏感性下降(也即需要更高的血糖浓度才能实现对胰高血糖素分泌的抑制作用)，T_2DM 患者负荷后 GLP-1 的释放曲线低于正常个体，从而导致胰高血糖素水平升高，肝糖输出增加。提高内源性 GLP-1 水平或补充外源性 GLP-1 后，可观察到 GLP-1 以葡萄糖依赖方式促进 T_2DM 的胰岛素分泌和抑制胰高血糖素分泌，并可恢复 α 细胞对葡萄糖的敏感性。

胰岛 α 细胞功能异常和 GLP-1 分泌缺陷可能在 T_2DM 发病中也起重要作用。

4. 自然史

T_2DM 早期存在胰岛素抵抗而 β 细胞可代偿性增加胰岛素分泌时，血糖可维持正常；当 β 细胞无法分泌足够的胰岛素以代偿胰岛素抵抗时，则会进展为 IGR 和糖尿病。IGR 和糖尿病早期不需胰岛素治疗的阶段较长，部分患者可通过生活方式干预使血糖得到控制，多数患者则需在此基础上使用口服降糖药使血糖达理想控制；随 β 细胞分泌胰岛素功能进行性下降，患者需应用胰岛素控制高血糖，但不依赖外源性胰岛素维持生命；但随着病情进展，相当一部分患者需用胰岛素控制血糖或维持生命。

二、临床表现

(一)代谢紊乱综合征

血糖升高后因渗透性利尿引起多尿，继而口渴多饮；外周组织对葡萄糖利用障碍，脂肪分解增多，蛋白质代谢负平衡，渐见乏力、消瘦，儿童生长发育受阻；患者常有易饥、多食。故糖尿病的临床表现常被描述为"三多一少"，即多尿、多饮、多食和体重减轻。可有皮肤瘙痒，尤其外阴瘙痒。血糖升高较快时可使眼房水、晶体渗透压改变而引起屈光改变致视物模糊。许多患者无任何症状，仅于健康检查或因各种疾病就诊化验时发现高血糖。

（二）T_1DM

1. 免疫介导性 T_1DM（1A 型）

诊断时临床表现变化很大，可以是轻度非特异性症状、典型"三多一少"症状或昏迷。多数青少年患者起病较急，症状较明显；如未及时诊断治疗，当胰岛素严重缺乏时，可出现糖尿病酮症酸中毒（详见下文"DKA"）。多数 T_1DM 患者起病初期都需要胰岛素治疗，使代谢恢复正常，但此后可能有持续数周至数月的时间需要的胰岛素剂量很小，即所谓"蜜月期"，这是由于 β 细胞功能得到部分恢复。某些成年患者，起病缓慢，早期临床表现不明显，经历一段或长或短的不需胰岛素治疗的阶段，称为"成年人隐匿性自身免疫性糖尿病"（LADA）。尽管起病急缓不一，一般较快进展到糖尿病需依赖外源胰岛素控制血糖或维持生命。这类患者很少肥胖，但肥胖不排除本病可能性。多数 1A 型患者血浆基础胰岛素水平低于正常，葡萄糖刺激后胰岛素分泌曲线低平。胰岛 β 细胞自身抗体检查可阳性。

2. 特发性 T_1DM（1b 型）

通常急性起病，β 细胞功能明显减退甚至衰竭，临床上表现为糖尿病酮症酸中毒，但病程中 β 细胞功能可以好转以至于一段时期无须继续胰岛素治疗。β 细胞自身抗体检查阴性。病因未明，其临床表型的差异反映出病因与发病机制的异质性。诊断时需排除单基因突变糖尿病。

（三）T_2DM

流行病学调查显示，T_2DM 占糖尿病 90% 以上。本病为一组异质性疾病，包含许多不同病因者。可发生在任何年龄，但多见于成年人，常在 40 岁以后起病；多数起病隐匿，症状相对较轻，半数以上无任何症状；不少患者因慢性并发症、伴发病或仅于健康检查时发现。很少自发性发生 DKA，但在应激、严重感染、中断治疗等诱因下也可发生 DKA。T_2DM 常有家族史。临床上与肥胖症、血脂异常、脂肪肝、高血压、冠心病等疾病常同时或先后发生，并常伴有高胰岛素血症，目前认为这些均与胰岛素抵抗有关，称为代谢综合征。由于诊断时所处的病程阶段不同，其 β 细胞功能表现差异较大，有的早期患者进食后胰岛素分泌高峰延迟，餐后 3~5 小时血浆胰岛素水平不适当地升高，引起反应性低血糖，可成为这些患者的首发临床表现。

（四）特殊类型糖尿病

（1）青年人中的成年发病型糖尿病（MODY）是一组高度异质性的单基因遗传病。主要临床特征：①有三代或以上家族发病史，且符合常染色体显性遗传规律；②发病年龄<25岁；③无酮症倾向，至少5年内不需用胰岛素治疗。

（2）线粒体基因突变糖尿病：临床特征为：①母系遗传；②发病早，J3细胞功能逐渐减退，自身抗体阴性；③身体多消瘦；④常伴神经性聋或其他神经、肌肉表现。

（3）糖皮质激素所致糖尿病：部分患者应用糖皮质激素后可诱发或加重糖尿病，常常与剂量和使用时间相关。多数患者停用后糖代谢可恢复正常。不管以往有否糖尿病，使用糖皮质激素时均应监测血糖，及时调整降糖方案，首选胰岛素控制高血糖。

（五）妊娠糖尿病

通常是在妊娠中、末期出现，此时与妊娠相关的胰岛素拮抗激素的分泌亦达高峰。GDM一般只有轻度无症状性血糖增高，但由于血糖轻度增高对胎儿发育亦可能有不利影响，因此妊娠期间应重视筛查：对GDM高风险的妇女（GDM个人史、肥胖、尿糖阳性或有糖尿病家族史者），最好在怀孕前就做筛查，一旦怀孕应尽快进行筛查，其他孕妇建议在妊娠24~28周也做糖尿病筛查。对GDM和"糖尿病合并妊娠"均需积极有效处理，以降低围生期疾病相关的患病率和病死率。GDM妇女分娩后血糖一般可恢复正常，但未来发生T_2DM的风险显著增加；此外，由于某些GDM患者孕前可能已经存在未被诊断的各种类型的糖尿病，故GDM患者应在产后6~12周使用非妊娠OGTT标准筛查糖尿病，并长期追踪观察。

三、诊断与鉴别诊断

（一）诊断

根据病史、体检与实验室检查，可诊断为2型糖尿病合并酮症酸中毒，糖尿病周围神经病变，糖尿病视网膜病变可能，糖尿病肾病与尿潴留待除外，尿路感染。

（1）糖尿病的诊断依据是口干、多饮10余年，曾伴体重明显下降，多次空腹血糖≥7.0 mmol/L，达到1999年WHO糖尿病诊断标准。患者中年以后起病，体型偏胖，曾用磺脲类降糖药有效，无自发酮症病史，故首先考虑2型糖尿病，可以查胰岛细胞相关抗体以排除不典型的1型糖尿病。

（2）糖尿病酮症酸中毒的诊断依据是入院前2天恶心、呕吐，查体见烦躁、皮肤干燥脱水，血糖≥16.7 mmol/L，血酮体明显升高，血pH降低（7.1），但意识尚清。以尿路感染作为诱因。血钾、钠、氯偏高系酮症期间脱水、血液浓缩所致。

（3）糖尿病周围神经病变的诊断依据是手指、足趾末端麻木5年，确诊有赖于神经-肌电图检查。

（4）引起视力减退的原因很多，如白内障、远视眼、青光眼、糖尿病视网膜病变等，可行眼底镜检查、眼底照相、眼底荧光造影检查明确。

（5）尿常规虽显示尿蛋白（＋＋＋），但患者处在严重尿路感染阶段，尚难做出糖尿病肾病的诊断，待感染控制后可重新评价。患者血尿素氮与肌酐水平虽增高但不能诊断为慢性肾功能不全，因患者处于脱水阶段，不能排除肾前因素，可等脱水纠正后重新评价。

（6）尿路感染伴尿潴留患者最初表现为尿路刺激征，尿中发现大量白细胞，抗感染治疗有效。10 余年中，血糖控制不佳是造成尿路感染反复发作的基础。本次入院前尿路刺激症状加重，伴发热，入院前 24 小时尿闭。入院查体见尿潴留体征，及时导尿 2 000 mL。尿潴留的主要病因：①糖尿病病程长，长期血糖控制不佳合并自主神经病变，导致排尿障碍；②反复尿路感染，膀胱慢性炎症，使膀胱壁增厚，同样影响排尿功能。尿路感染最常见的病原菌是革兰阴性杆菌，本患者尿色混浊，有豆渣样沉淀物应考虑合并真菌感染。

（二）鉴别诊断

1. 甲状腺功能亢进症

甲亢患者可以表现为乏力、体重减轻，个别患者甚至有口渴、多饮等症状，容易误诊。可以查甲状腺激素水平与相关抗体，必要时进行甲状腺吸碘率检查明确。

2. 糖尿病伴饥饿性酮症

糖尿病患者饥饿时间过长同样可引起饥饿性酮症，但饥饿时常常因为进食少而表现为血糖正常或偏低水平。本患者病情加重 2 周伴发热、恶心、呕吐 2 天，进餐少，有饥饿性酮症的基础，但血糖升高达 20.9 mmol/L 伴血酮体升高，可除外饥饿性酮症。

3. 胃肠、肝胆胰疾病与其他代谢性疾病引起的恶心、呕吐

如胃肠道疾病引起的呕吐，胰腺炎、慢性肝病、肝炎引起的呕吐，尿毒症性呕吐与中枢性呕吐等应进行鉴别。

4. 慢性肾功能不全（少尿期）

患者长期血糖控制不佳是糖尿病肾病发生的基础，再加上既往反复尿路感染不能除外慢性肾盂肾炎导致肾功能损害。因此，本例患者至少有这两个因素导致肾脏本身病变引起慢性肾功能不全的可能。诊断时应先补液纠正血容量不足，并排除肾后因素后观察血肌酐水平的动态变化才能做出最后诊断。患者入院前虽然 24 小时未排尿，但入院时导尿 2 000 mL 说明并非真正的少尿。

四、治疗

由于糖尿病的病因与发病机制尚未完全阐明，目前仍缺乏病因治疗。

(一)目标

1. 近期目标

通过控制高血糖和相关代谢紊乱以消除糖尿病症状和防止出现急性严重代谢紊乱。

2. 远期目标

通过良好的代谢控制达到预防和(或)延缓糖尿病慢性并发症的发生和发展,维持良好健康和学习、劳动能力,保障儿童生长发育,提高患者的生活质量,降低病死率和延长寿命。

(二)管理模式

近年循证医学的发展促进了糖尿病治疗观念的进步,糖尿病的控制已从传统意义上的治疗转变为系统管理,最好的管理模式是以患者为中心的团队式管理,团队主要成员包括全科和专科医师、糖尿病教员、营养师、运动康复师、患者及其家属等,并建立定期随访和评估系统。

近年临床研究证实,使新诊断的糖尿病患者达到良好血糖控制可延缓糖尿病微血管病变的发生、发展;早期有效控制血糖可能对大血管有较长期的保护作用(代谢记忆效应);全面控制 T_2DM 的危险因素可明显降低大血管和微血管病变的发生风险和死亡风险。早期良好控制血糖尚可保护 β 细胞功能,以及改善胰岛素敏感性。故糖尿病管理须遵循早期和长期、积极而理性、综合治疗和全面达标、治疗措施个体化等原则。IDF 提出糖尿病综合管理 5 个要点(有"五驾马车"之称):糖尿病教育、医学营养治疗、运动治疗、血糖监测和药物治疗。

已有证据显示,将 HbA1c 降至 7% 左右或以下可显著减少糖尿病微血管并发症;如在诊断糖尿病后早期降低 HbA1c,可以减少慢性大血管病变风险。应对血糖控制的风险与获益、可行性和社会因素等进行综合评估,为患者制定合理的个体化 HbA1c 控制目标。对于大多数非妊娠成年人,HbA1c 的合理控制目标为<7%。ADA 和 EASD 立场声明建议,对于某些患者(如病程短、预期寿命长、无明显的心血管病等),在无明显的低血糖或其他不良反应的前提下,可考虑更严格的 HbA1c 目标(如 HbA1c 6.0%~6.5%)。而对于有严重低血糖病史,预期寿命有限,有显著的微血管或大血管并发症或有严重的并发症,糖尿病病程长,并且尽管进行了糖尿病自我管理教育、合适的血糖监测、接受有效剂量的多种降糖药物包括胰岛素治疗仍然很难达标的患者,应采用较为宽松的 HbA1c 目标(如 HbA1c 7.5%~8%或甚至更高些)。即糖尿病患者血糖控制目标应该遵循个体化的原则,对血糖控制的风险与获益、成本与效益、可行性和社会因素等多方面进行科学评估,为患者制定较为合理的个体化 HbA1c 控制目标。

（三）健康教育

是重要的基础管理措施之一。每位糖尿病患者一旦诊断即应规范接受糖尿病教育，目标是使患者充分认识糖尿病并掌握糖尿病的自我管理能力。健康教育被公认是决定糖尿病管理成败的关键。良好的健康教育可充分调动患者的主观能动性，积极配合治疗，有利于疾病控制达标，防止各种并发症的发生和发展，降低医疗费用和负担，使患者和国家均受益。健康教育包括糖尿病防治专业人员的培训，医务人员的继续医学教育，患者及其家属和公众的卫生保健教育。应对患者和家属耐心宣教，使其认识到糖尿病是终身疾病，治疗需持之以恒，充分认识自身的行为和自我管理能力是糖尿病能否成功控制的关键。同时促进患者治疗性生活方式改变，定期辅导并应将其纳入治疗方案，让患者了解糖尿病的基础知识和治疗控制要求，学会自我血糖监测，掌握医学营养治疗的具体措施和体育锻炼的具体要求，使用降血糖药物的注意事项，学会胰岛素注射技术，从而在医务人员指导下长期坚持合理治疗并达标，坚持随访，按需要调整治疗方案。同时，糖尿病健康教育应涉及社会心理问题，因为良好情感状态与糖尿病治疗效果密切相关。劝诫患者戒烟和烈性酒，讲究个人卫生，预防各种感染。

（四）医学营养治疗（MNT）

是糖尿病基础管理措施，是综合管理的重要组成部分。对医学营养治疗的依从性是决定患者能否达到理想代谢控制的关键影响因素。其主要目标是纠正代谢紊乱，达到良好的代谢控制，减少 CVD 的危险因素，提供最佳营养以改善患者健康状况，减缓 β 细胞功能障碍的进展。总的原则是确定合理的总能量摄入，合理、均衡地分配各种营养物质，恢复并维持理想体重。

1. 计算总热量

首先按患者性别、年龄和身高查表或用简易公式计算理想体重 [理想体重（kg）=身高（cm）−105]，然后根据理想体重和工作性质，参照原来生活习惯等，计算每天所需总热量。成年人休息状态下每天每千克理想体重给予热量 104.6~125.5 kJ，轻体力劳动者 125.5~146.4 kJ，中度体力劳动者 146.4~167.4 kJ，重体力劳动者 167.4 kJ 以上。儿童、孕妇、乳母、营养不良及伴有消耗性疾病者应酌情增加，肥胖者酌减，使体重逐渐恢复至理想体重的 ±5%。

2. 营养物质含量

膳食中糖类所提供的能量应占饮食总热量的 50%~60%。不同种类糖类引起血糖增高的速度和程度有很大不同，可用食物生成指数（GI）来衡量。GI 指进食恒量的食物（含 50 g 糖类）后，2~3 小时的血糖曲线下面积相比空腹时的增幅除以进食 50 g 葡萄糖后的相应增幅。GI≤55%为低 GI 食物，55%~70%为中 GI 食物，GI≥70%为高 GI 食物。低 GI 食物有利于血糖控制和控制体重。应限制含糖饮料摄入，可适量摄入糖醇和非营养性甜味剂。肾功能正常的糖尿病个体，推荐蛋白质的摄入量占供能比的 10%~15%，成年人每天每千克理想体重 0.8~1.2 g；孕妇、乳母、营养不良或伴消耗性疾病者增至 1.5~2.0 g；伴有糖尿病肾病而肾功能正常者应限制至 0.8 g，血尿素氮已升高者应限制在 0.6 g 以下；蛋白质应至少有 1/3 来自动物蛋白质，以保证必需氨基酸的供给。膳食中由脂肪提供的能量不超过总热量的 30%，其中饱和脂肪酸不应超过总热量的 7%；食物中胆固醇摄入量应<300 mg/d。

3. 各种富含食用纤维的食品

可延缓食物吸收，降低餐后血糖高峰，有利于改善糖、脂代谢紊乱，并促进胃肠蠕动，防止便秘。推荐的膳食纤维每天摄入量至少达 14 g/kcal（1 cal=4.187 J）。提倡食用绿叶蔬菜、豆类、块根类、粗谷物、含糖成分低的水果等。

4. 补充治疗

没有明确的证据显示糖尿病患者群维生素或矿物质的补充是有益的（如果没有缺乏）。不建议常规补充抗氧化剂如维生素 E、维生素 C 和胡萝卜素，因为缺乏有效性和长期安全性的证据。目前的证据不支持糖尿病患者补充 ω-3 多不饱和脂肪酸（EPA 和 DHA）预防或治疗心血管事件的建议。没有足够的证据支持糖尿病患者常规应用微量元素如铬、镁和维生素 D 以改善血糖控制。没有足够的证据支持应用肉桂或其他中草药/补充剂治疗糖尿病。

5. 酒精

成年糖尿病患者如果想饮酒，每天饮酒量应适度（成年女性每天≤1 份，成年男性≤2份）。饮酒或许使糖尿病患者迟发低血糖的风险增加，尤其是应用胰岛素或促胰岛素分泌药的患者。教育并保证让患者知晓如何识别和治疗迟发低血糖。

6. 钠

在普通人群减少钠摄入<2 300 mg/d 的建议对糖尿病患者也是合适的。对糖尿病合并高血压的患者，进一步减少钠摄入应该个体化。

7. 合理分配

确定每天饮食总热量和糖类、蛋白质、脂肪的组成后，按每克糖类、蛋白质产热 16.7 kJ，每克脂肪产热 37.7 kJ，将热量换算为食品后制订食谱，并根据生活习惯、病情和配合药物治疗需要进行安排。可按每天三餐分配为 1/5、2/5、2/5 或 1/3、1/3、1/3。

8. 随访

以上仅是原则估算，在治疗过程中随访调整十分重要。如肥胖患者在治疗措施适当的前提下，体重不下降，应进一步减少饮食总热量；体型消瘦的患者，在治疗中体重有所恢复，其饮食方案也应适当调整，避免体重继续增加。

（五）运动治疗

体育运动在糖尿病患者的管理中占重要地位，尤其对肥胖的 T_2DM 患者，运动可增加胰岛素敏感性，有助于控制血糖和体重。根据年龄、性别、体力、病情、有无并发症，以及既往运动情况等不同条件，在医师指导下开展有规律的合适运动，循序渐进，并长期坚持。建议糖尿病患者每周至少进行 150 分钟的中等强度的有氧体力活动（50%~70%最大心率），每周运动时间应该分布在 3 天以上，运动间隔时间一般不超过 2 天。若无禁忌证，应该鼓励 T_2DM 患者每周至少进行 2 次阻力性肌肉运动。如果患者觉得达到所推荐的运动量和时间有困难，应鼓励他们尽可能进行适当的体育运动。运动前、中、后要监测血糖。运动量大或激烈运动时应建议患者调整食物及药物，以免发生低血糖。T_1DM 患者为避免血糖波动过大，体育锻炼宜在餐后进行，运动量不宜过大，持续时间不宜过长。血糖>14~16 mmol/L、明显的低血糖症或者血糖波动较大、有糖尿病急性并发症和心、眼、脑、肾等严重慢性并发症者暂不适宜运动。

（六）病情监测

包括血糖监测、其他 CVD 危险因素和并发症的监测。

1. 血糖监测

基本指标包括空腹血糖、餐后血糖和 HbA1c。HbA1c 是评价长期血糖控制的金指标，也是指导临床调整治疗方案的重要依据之一，推荐糖尿病患者开始治疗时每 3 个月检测 1 次 HbA1c，血糖达标后每年也至少监测 2 次。也可用糖化血清蛋白来评价近 2~3 周的血糖控制情况。建议患者应用便携式血糖计进行自我监测血糖（SMBG），以了解血糖的控制水平和波动情况，指导调整治疗方案。自我血糖监测适用于所有糖尿病患者，尤其对妊娠和胰岛素治疗的患者更应加强自我血糖监测。SMBG 的方案、频率和时间安排应根据患者的病情、治疗目标和治疗方案决定。在患者开展 SMBG 前，应对其进行 SMBG 的技术培训并定期随访。对于某些成年 1 型糖尿病患者（年龄>25 岁），持续血糖监测（CGM）结合胰岛素强化治疗方案有助于降低 HbA1c 水平。对有无症状低血糖和（或）频发低血糖的患者CGM 也可以作为 SMBG 的一种补充。

2. 测量血压

每次就诊时均应测量血压，每年至少 1 次全面了解血脂、心、肾、神经、眼底等情况，尽早给予相应处理。

（七）口服降糖药物治疗

口服降糖药主要有磺脲类、格列奈类、双胍类、噻唑烷二酮类、α-糖苷酶抑制药和二肽基肽酶-4 抑制药(DPP-4 抑制药)。注射制剂有胰岛素及胰岛素类似物和胰高血糖素样多肽-1 受体激动药(GLP-1 受体激动药)。在饮食和运动不能使血糖控制达标时应及时应用降糖药物治疗。T_2DM 是进展性的疾病,为使血糖控制达标,在临床上多数患者需药物治疗,且常常需要多种口服降糖药物的联合治疗。

1. 磺脲类(SUs)

属于促胰岛素分泌药。SUs 的主要作用为刺激胰岛 B 细胞分泌胰岛素,其作用部位是胰岛 p 细胞膜上的 ATP 敏感的钾离子通道(K_{ATP})。K_{ATP} 是钾离子进出细胞的调节通道,对葡萄糖,以及 SUs 刺激胰岛素分泌非常重要。当血糖水平升高时,葡萄糖被胰岛 β 细胞摄取和代谢,产生 ATP,ATP/ADP 值升高,关闭 K_{ATP},细胞内钾离子外流减少,细胞膜去极化,激活电压依赖性钙离子通道,钙离子内流及细胞内钙离子浓度增高,刺激含有胰岛素的颗粒外移和胰岛素释放,使血糖下降。K_{ATP} 由内向整流型钾离子通道(Kir)和磺脲类受体(SUR)组成,含有 4 个 Kir 亚单位和 4 个 SUR 亚单位。Kir 形成钾离子通道,SUR 则调节 Kir 开放或关闭。SUs 与 SUR 结合,也可关闭 K_{ATP},通过上述相同过程,启动胰岛素分泌而降低血糖,其作用不依赖于血糖浓度。SUs 降血糖作用的前提条件是机体尚保存相当数量(30%以上)有功能的胰岛 β 细胞。临床试验显示,磺脲类药物可以使 HbA1c 降低 1%~2%,是目前国内外许多糖尿病指南中推荐控制 T_2DM 高血糖的主要用药。

(1)适应证:SUs 作为单药治疗主要选择应用于新诊断的 T_2DM 非肥胖患者、用饮食和运动治疗血糖控制不理想时。随着疾病进展,SUs 需与其他作用机制不同的口服降糖药或胰岛素联合应用。当 T_2DM 晚期 B 细胞功能衰竭时,SUs 及其他胰岛素促分泌药均不再有效,而需采用外源性胰岛素替代治疗。

(2)禁忌证或不适应证:T_1DM,有严重并发症或 β 细胞功能很差的 T_2DM,儿童糖尿病,孕妇、哺乳期妇女,大手术围术期,全胰腺切除术后,对 SUs 过敏或有严重不良反应者等。

(3)不良反应:①低血糖反应:最常见而重要,常发生于老年患者(60 岁以上)、肝肾功能不全或营养不良者,药物剂量过大、体力活动过度、进食不规则、进食减少、饮含乙醇饮料等为常见诱因。糖尿病患者随病程延长和自主神经系统损伤,对低血糖的对抗调节能力越来越差,低血糖症状也越来越不明显、不易被察觉。严重低血糖可诱发心绞痛、心肌梗死或脑血管意外;反复或持续低血糖可导致神经系统不可逆损伤甚至昏迷死亡,应予避免。作用强及作用时间长的药物(如格列本脲)较容易引起低血糖,而且持续时间长,停药后仍可反复发作,急诊处理时应予足够重视。②体重增加:可能与刺激胰岛素分泌增多有关。③皮肤过敏反应:如皮疹、皮肤瘙痒等。④消化系统:如上腹不适、食欲减退等,偶见肝功能损害、胆汁淤滞性黄疸。⑤心血管系统:SUs 关闭 β 细胞膜上 K_{ATP} 而刺激胰岛素分泌。但 K_{ATP} 至少有 3 种类型:SUR1/Kir6.2 主要分布在胰岛 β 细胞和大脑神经元,

SUR2A/Kir6.2 主要在心肌、骨骼肌，SUR2B/Kir6.2 主要在血管平滑肌。心肌细胞和血管平滑肌细胞上的 K_{ATP} 主要调节心肌收缩、氧耗量、血管阻力和血流量；在生理情况下基本上是关闭的，缺血时则开放，使血管阻力下降、血流量增加，可减轻对心肌组织的损伤（称为缺血预适应）。SUs 关闭心肌/血管平滑肌细胞膜上的 K_{ATP}，可妨碍缺血时的正常反应，可能对缺血的心肌有害。不同 SUs 对不同类型 K_{ATP} 的亲和力不同、选择性结合的特异性不同，有研究发现某些 SUs 可减弱心肌缺血的预处理能力，可能会对心血管系统带来不利影响。但目前尚无临床资料证实该类药物可能会增加 T_2DM 患者心血管疾病的发病率和病死率。

(4)临床应用：各种 SUs 虽存在作用强度的差别，但相同片数的各种 SUs 临床效能大致相似，各种 SUs 最大剂量时降糖作用也大致一样。建议从小剂量开始，早餐前半小时 1 次服用，根据血糖逐渐增加剂量，剂量较大时改为早、晚餐前两次服药，直到血糖达到良好控制。格列吡嗪控释片和格列齐特缓释片，也可每天服药 1 次。一般来说，格列本脲作用强、价廉，目前应用仍较广泛，但容易引起低血糖，老年人及肝、肾、心、脑功能不好者慎用；格列吡嗪、格列齐特和格列喹酮作用温和，较适用于老年人；轻度肾功能减退时几种药物均仍可使用，中度肾功能减退时宜使用格列喹酮，重度肾功能减退时格列喹酮也不宜使用。应强调不宜同时使用两种 SUs，也不宜与其他胰岛素促分泌药（如格列奈类）合用。

2. 格列奈类

非磺脲类促胰岛素分泌药。也作用在胰岛 β 细胞膜上的 K_{ATP}，但结合位点与 SUs 不同，是一类快速作用的胰岛素促分泌药，主要通过刺激胰岛素的早时相分泌而降低餐后血糖，具有吸收快、起效快和作用时间短的特点，主要用于控制餐后高血糖，也有一定降低空腹血糖作用。于餐前或进餐时口服。可降低 HbAlc 0.3%~1.5%。

(1)适应证：同 SUs，较适合于 T_2DM 早期餐后高血糖阶段或以餐后高血糖为主的老年患者。可单独或与二甲双胍、噻唑烷二酮类等联合使用（SUs 除外）。

(2)禁忌证或不适应证：与 SUs 相同。

(3)不良反应：常见低血糖和体重增加，但低血糖的风险和程度较 SUs 轻。

(4)临床应用：①瑞格列奈：为苯甲酸衍生物，常用剂量为每次 0.5~4 mg，每天 3 次；②那格列奈：为 D-苯丙氨酸衍生物，常用剂量为每次 60~120 mg，每天 3 次；③米格列奈，常用剂量为每次 10~20 mg，每天 3 次。

3. 双胍类

是目前被广泛应用的药物。主要药理作用是通过抑制肝葡萄糖输出，改善外周组织对胰岛素的敏感性，增加对葡萄糖的摄取和利用而降低血糖。二甲双胍通过激活磷酸腺苷激活的蛋白激酶（AMPK）信号系统而发挥多方面的代谢调节作用。二甲双胍可以使 HbA1c 下降1%~2%。二甲双胍不增加体重，并可改善血脂谱，增加纤溶系统活性，降低血小板聚集性，使动脉壁平滑肌细胞和成纤维细胞生长受抑制等，被认为可能有助于延缓或改善糖尿病血管并发症。我国及许多国家和国际学术组织的糖尿病指南中均推荐二甲双胍作为T_2DM患者控制高血糖的一线用药和联合用药中的基础用药。

(1)适应证：①作为T_2DM治疗一线用药，可单用或联合其他药物；②T_1DM：与胰岛素联合应有可能减少胰岛素用量和血糖波动。

(2)禁忌证或不适应证：①肾功能不全(血肌酐水平男性>132.6 μmol/L，女性>123.8 μmol/L或肾小球滤过率<60 mL/min)、肝功能不全、缺氧及高热患者禁忌，慢性胃肠病、慢性营养不良不宜使用；②T_1DM不宜单独使用本药；③T_2DM合并急性严重代谢紊乱、严重感染、缺氧、外伤、大手术、孕妇和哺乳期妇女等；④对药物过敏或有严重不良反应者；⑤酗酒者。

(3)不良反应：①进餐时服药，从小剂量开始，逐渐增加剂量，可减少消化道不良反应；②皮肤过敏反应；③乳酸性酸中毒：为最严重的不良反应，但罕见，但也须注意严格按照推荐用药；④单独用药极少引起低血糖，但与胰岛素或促胰岛素分泌药联合使用时可增加低血糖发生危险。

(4)临床应用：年老患者慎用，药量酌减，并监测肾功能。行静脉注射碘造影剂检查术前后暂停服用至少48小时。现有两种制剂：①二甲双胍：500~1 500 mg/d，分2~3次口服，最大剂量一般不超过2 g/d；②苯乙双胍：50~150 mg/d，分2~3次服用，此药现已少用，有些国家禁用。

4. 噻唑烷二酮类(TZDs，格列酮类)

主要通过激活过氧化物酶体增殖物激活受体γ(PPARγ)起作用，增加靶组织对胰岛素作用的敏感性而降低血糖；还有改善血脂谱、提高纤溶系统活性、改善血管内皮细胞功能、使C-反应蛋白下降等作用，对心血管系统有保护作用。TZDs促进脂肪重新分布，从内脏组织转移至皮下组织，可能与其提高胰岛素敏感性的作用有关。也可改善β细胞功能。TZDs可以使HbA1c下降1.0%~1.5%。

(1)适应证：可单独或与其他降糖药物合用治疗T_2DM，尤其肥胖、胰岛素免疫明显者。

(2)禁忌证或不适应证：不宜用于T_1DM、孕妇、哺乳期妇女和儿童。有心力衰竭[纽约心脏学会(NYHA)心功能分级Ⅱ级以上]、活动性肝病或转氨酶升高超过正常上限2.5倍，以及严重骨质疏松和骨折病史的患者应禁用。现有或既往有膀胱癌病史的患者或存在不明原因的肉眼血尿的患者禁用吡格列酮。

(3)不良反应：单独使用时不导致低血糖，但与胰岛素或促胰岛素分泌药联合使用时可增加低血糖发生的风险。体重增加和水肿是TZDs的常见不良反应，在与胰岛素合用时更加明显。TZDs 还与骨折和心力衰竭风险增加相关。

(4)临床应用：①罗格列酮：4~8 mg/d，每天 1 次或分 2 次口服；②吡格列酮：15~30 mg/d，每天 1 次口服。

近年罗格列酮的安全性问题存在争议(使心血管事件增加)，现其使用在我国受到较严格的限制。对于未使用过罗格列酮及其复方制剂的糖尿病患者，只能在无法使用其他降糖药或使用其他降糖药无法达到血糖控制目标的情况下，才考虑使用罗格列酮及其复方制剂。对于已经使用罗格列酮及其复方制剂者，应评估其心血管疾病风险，在权衡用药利弊后决定是否继续用药。

5. α-葡萄糖苷酶抑制药(AGI)

食物中淀粉、糊精和双糖(如蔗糖)的吸收需要小肠黏膜刷状缘的 α-葡萄糖苷酶，AGI 抑制这一类酶从而延迟糖类吸收，降低餐后高血糖。AGI 可使 HbA1c 降低 0.5%~0.8%，不增加体重。

(1)适应证：适用于以糖类为主要食物成分或空腹血糖正常(或不太高)而餐后血糖明显升高者。可单独用药或与其他降糖药物合用。T_1DM 患者在胰岛素治疗基础上加用 AGI 有助于降低餐后高血糖。

(2)禁忌证或不适应证：肠道吸收甚微，通常无全身毒性反应，但肝、肾功能不全者仍应慎用。不宜用于有胃肠功能紊乱者、孕妇、哺乳期妇女和儿童。T_1DM 不宜单独使用。

(3)不良反应：常见为胃肠道反应，如腹胀、排气增多或腹泻。从小剂量开始，逐渐加量是减少不良反应的有效方法。单用本药不引起低血糖，但如与 SUs 或胰岛素合用，仍可发生低血糖，且一旦发生，应直接给予葡萄糖口服或静脉注射，进食双糖或淀粉类食物无效。

(4)临床应用：①阿卡波糖：主要抑制 α-淀粉酶，每次 50~100 mg，每天 3 次；②伏格列波糖：主要抑制麦芽糖酶和蔗糖酶，每次 0.2 mg，每天 3 次；③米格列醇：每次 50~100 mg，每天 3 次。AGI 应在进食第一口食物后立即服用。

(八)胰岛素治疗

胰岛素是控制高血糖的重要有效手段。T_1DM 患者需终身依赖胰岛素替代治疗而维持生命，且通过使用胰岛素控制高血糖而减少或延缓糖尿病急慢性并发症的发生。T_2DM 早期不需要胰岛素来维持生命，但当口服降糖药失效或不适用口服药时，仍需要使用胰岛素控制高血糖来预防和延缓糖尿病并发症的发生和发展；而某些病程较长、胰岛 β 细胞衰竭的 T_2DM 患者也需依赖胰岛素替代治疗而维持生命。

1. 适应证

①T_1DM；②各种严重的糖尿病急性或慢性并发症；③手术、妊娠和分娩；④新发病

且与 T_1DM 鉴别困难的消瘦糖尿病患者；⑤新诊断的 T_2DM 伴有明显高血糖或在糖尿病病程中无明显诱因出现体重显著下降者；⑥ $T_2DM\beta$ 细胞功能明显减退者；⑦某些特殊类型糖尿病。

2. 胰岛素和胰岛素类似物的分类

根据来源和化学结构的不同，可分为动物胰岛素、人胰岛素和胰岛素类似物。按作用起效快慢和维持时间，胰岛素（包括人和动物）又可分为短效、中效、长效和预混胰岛素；胰岛素类似物分为速效、长效和预混胰岛素类似物。

(1)短效胰岛素：皮下注射后发生作用快，但持续时间短，可经静脉注射用于抢救 DKA；短效胰岛素和速效胰岛素类似物皮下注射主要控制一餐饭后高血糖。中效胰岛素主要有低精蛋白胰岛素（NPH，中性精蛋白胰岛素），主要用于提供基础胰岛素，可控制两餐饭后高血糖。长效制剂有精蛋白锌胰岛素注射液（PZI，鱼精蛋白锌胰岛素）和长效胰岛素类似物，长效胰岛素无明显作用高峰，主要提供基础胰岛素。

胰岛素类似物是通过应用 DNA 重组技术合成并对其氨基酸序列进行修饰，能与胰岛素受体结合，功能及作用与人胰岛素相似，目前已有多种不同氨基酸序列及作用特性的胰岛素类似物，可提供符合临床需要的速效、长效和预混制剂。胰岛素类似物控制血糖的能力与人胰岛素相似，但在模拟生理性胰岛素分泌和减少低血糖发生风险方面优于人胰岛素。

(2)速效胰岛素类似物：①赖脯胰岛素：将胰岛素 B 链 28 位的脯氨酸与 29 位的赖氨酸次序互换；②门冬胰岛素：胰岛素 B 链 28 位的脯氨酸被天冬氨酸取代。上述改变使胰岛素分子自我聚合能力减弱，能保持单聚体或二聚体状态，皮下注射后吸收加快，通常 15 分钟起效，30~60 分钟达高峰，持续 2~5 小时，更符合进餐时的生理需求。速效胰岛素类似物可于进餐前注射。

(3)长效胰岛素类似物：①甘精胰岛素：胰岛素 A 链 21 位的天冬氨酸换成甘氨酸，并在 B 链 C 末端加两分子精氨酸，使等电点偏向酸性，在生理 pH 体液中溶解度降低，皮下注射后局部形成沉淀，缓慢分解吸收；②地特胰岛素：在胰岛素 B 链 29 位赖氨酸上接一个游离脂肪酸侧链，切去第 30 位苏氨酸，经修饰后可与血浆清蛋白结合而延长其作用。其提供的基础胰岛素水平较稳定，血糖控制较好，低血糖发生减少。

3. 胰岛素使用注意事项

胰岛素制剂类型、注射技术、注射部位、患者反应性差异、胰岛素抗体形成等均可影响胰岛素的起效时间、作用强度和持续时间。腹壁注射吸收最快，其次分别为上臂、大腿和臀部。胰岛素不能冰冻保存，应避免温度过高、过低（不宜 >30℃或 <2℃）及剧烈晃动。我国常用制剂有每毫升含 40 U 和 100 U 两种规格，使用时应注意注射器与胰岛素浓度匹配。某些患者需要混合使用短(速)效、中效胰岛素，现有各种比例的预混制剂，常用的是

含 30%（或 50%）短效或速效和 70%（或 50%）中效的制剂，使用方便，且现已有证据表明预混胰岛素类似物每天 3 次注射可作为较简便的强化治疗方案；但由于其比例固定，仅适用于血糖波动性小且容易控制的患者，不适用于血糖波动大需要频繁调整用量的患者。胰岛素"笔"型注射器使用预先装满胰岛素（或胰岛素类似物）的笔芯，使用方便且便于携带。另外，与口服药治疗相比，胰岛素治疗涉及更多的环节，故需要医务人员和患者间更密切的合作。准备开始胰岛素治疗的患者都应接受教育，包括如何合理选用胰岛素注射装置和掌握正确的胰岛素注射技术；开始治疗后还需加强对患者的跟踪和指导，鼓励和指导患者进行自我血糖监测有利于控制高血糖和预防低血糖的发生。

4. 胰岛素使用原则和方法

胰岛素治疗应在综合治疗基础上进行，应力求模拟生理性胰岛素分泌模式。生理性胰岛素分泌有两种模式：持续性基础分泌保持空腹状态下葡萄糖的产生和利用相平衡；进餐后胰岛素分泌迅速增加使进餐后血糖水平维持在一定范围内，预防餐后高血糖发生。使用剂量一般从小剂量开始，根据血糖水平逐渐调整至合适剂量。

（1）T_1DM：一经诊断就应开始胰岛素治疗并需终身替代治疗。由于患者胰岛残余 B 细胞数量和功能有差异，胰岛素治疗方案要注意个体化。

多数患者需应用强化胰岛素治疗方案，尤其 β 细胞功能已衰竭或妊娠时。采用多次皮下注射胰岛素或持续皮下输注胰岛素（CSII，俗称胰岛素泵）方案。多次皮下注射胰岛素初始剂量为 $0.5 \sim 1.0 \, U/(kg \cdot d)$；其中提供的基础胰岛素需全天胰岛素剂量的 40% ~ 50%，剩余部分分别用于每餐前。例如每餐前 20~30 分钟皮下注射短效胰岛素（或餐前即时注射速效胰岛素类似物）使胰岛素水平迅速增高，以控制餐后高血糖。提供基础胰岛素水平的方法：①睡前注射中效胰岛素可保持夜间胰岛素基础水平，并减少夜间发生低血糖的危险性；胰岛 j3 细胞功能特别差，血糖波动大者可另于早晨给予小剂量中效胰岛素以维持日间的基础水平。②每天注射 1 次长效胰岛素或长效胰岛素类似物使体内胰岛素水平达到稳态而无明显峰值。

某些 LADA 患者的早期，尚存一定程度的胰岛 β 细胞功能，这时可采用较简单的治疗方案，如选择用预混制剂早餐、晚餐前皮下注射。但患者胰岛 β 细胞功能缺陷进展一般较快，应密切监测血糖，以及时调整胰岛素使用方案。部分 T_1DM 患者在胰岛素治疗后进入"蜜月期"，此时可短期使用预混胰岛素每天 2~3 次注射。预混胰岛素不宜用于 T_1DM 的长期血糖控制。持续皮下胰岛素输注是一种更为完善的强化胰岛素治疗方法，放置短效胰岛素或速效胰岛素类似物的容器通过导管分别与针头和泵连接，针头置于腹部皮下组织，用可调程序的微型电子计算机控制胰岛素输注，模拟生理性胰岛素的持续基础分泌和进餐时的脉冲式释放。CSII 提供了更接近生理性胰岛素分泌模式。与多次皮下注射胰岛素的强化胰岛素治疗方法相比，CSII 治疗低血糖发生风险减少。在胰岛素泵中只能使用短效胰岛素或速效胰岛素类似物。定期更换导管和注射部位以避免感染及针头堵塞。严格的无菌技术、密切的自我监测血糖和正确与及时的程序调整是保持良好血糖控制的必备条件。

（2）T$_2$DM 在如下情况应考虑起始胰岛素治疗：①经生活方式干预和较大剂量多种口服降糖药联合治疗，血糖仍未达控制目标；②在糖尿病病程中，出现无明显诱因的体重显著下降时；③对症状显著、血糖明显升高的新诊断 T$_2$DM，诊断时即可考虑胰岛素治疗，可以联用或不联用其他药物。可根据患者的具体情况，选择基础胰岛素（通常白天继续服用口服降糖药，睡前注射中效胰岛素或长效胰岛素类似物）或预混胰岛素，根据患者的血糖水平，选择每天 1~2 次的注射方案；当使用每天 2 次注射方案时，应停用胰岛素促泌剂。胰岛素替代治疗的适应证主要包括 T$_2$DMβ 细胞功能明显减退、口服降糖药治疗反应差伴体重减轻或持续性高血糖、难以分型的消瘦糖尿病等。治疗方案可为每天注射 2 次预混胰岛素或预混胰岛素类似物；也可以采用餐时十基础的多次皮下注射胰岛素、每天 3 次预混胰岛素类似物或 CSII 等胰岛素替代治疗方案。

总而言之，可先为患者制订试用方案，逐渐调整，至达到良好血糖控制。

5. 胰岛素治疗后效果不佳的可能原因

采用替代胰岛素治疗方案后，有时早晨空腹血糖仍然较高，可能的原因为：①夜间胰岛素应用不足；②"黎明现象"：即夜间血糖控制良好，也无低血糖发生，仅于黎明短时间内出现高血糖，可能由于清晨皮质醇、生长激素等分泌增多所致；③Somogyi 效应：即在夜间曾有低血糖，在睡眠中未被察觉，但导致体内胰岛素拮抗激素分泌增加，继而发生低血糖后的反跳性高血糖。夜间多次（于 0：00、2：00、4：00、6：00、8：00）测定血糖，有助于鉴别早晨高血糖的原因。采用强化胰岛素治疗时，低血糖症发生率增加，应注意避免，及早识别和处理。2 岁以下幼儿、老年患者、已有严重并发症者均不宜采用强化胰岛素治疗。

6. 人工胰

由血糖感受器、微型电子计算机和胰岛素泵组成。葡萄糖感受器能敏感地感知血糖浓度的动态变化，将信息传给电子计算机，指令胰岛素泵输出胰岛素，模拟生理性胰岛 8 细胞分泌胰岛素的模式。目前尚未广泛应用。

7. 急性过渡期胰岛素治疗

糖尿病患者在急性应激时，容易促使代谢紊乱迅速恶化。此时不论哪一种类型糖尿病，也不论原用哪一类药物，均应使用胰岛素治疗以度过急性期，待应激消除后再调整糖尿病治疗方案。急性期血糖控制良好与预后有密切关系，但应注意避免发生低血糖，对老年、合并急性心肌梗死或脑卒中的患者尤其要小心，目前建议危重患者的血糖维持在 7.8~10.0 mmol/L 较合适。糖尿病患者如需施行择期大手术，应至少在手术前 3 天即开始使用或改用胰岛素治疗，宜选用短效胰岛素或联合应用短效和中效制剂，术后恢复期再调整糖尿病治疗方案。上述情况下，如需静脉滴注葡萄糖液，可每 2~4 g 葡萄糖加入 1 U 短效胰岛素。

8. 胰岛素抗药性和不良反应

各种胰岛素制剂因本身来源、结构、成分特点及含有一定量的杂质，故有抗原性和致敏性。牛胰岛素的抗原性最强，其次为猪胰岛素，人胰岛素最弱，现认为胰岛素类似物的抗原性与人胰岛素类似。人体多次接受胰岛素注射约 1 个月后，血中可出现抗胰岛素抗体。临床上只有极少数患者表现为胰岛素抗药性，即在无酮症酸中毒也无拮抗胰岛素因素存在的情况下，每天胰岛素需要量超过 100 U 或 200 U，机制不明，极少发生。此时如皮下注射胰岛素不能降低血糖，可试用静脉注射 20 U 并观察 0.5~1 小时后血糖是否下降，如仍无效，应迅速加大胰岛素剂量，给予静脉滴注，有时每天剂量可达 1 000 U 以上，并考虑联合应用糖皮质激素（如泼尼松每天 40~80 mg）及口服降糖药治疗。由于胰岛素可从已形成的复合物中分离而使循环中游离胰岛素骤增，引起严重低血糖，故应严密监护，及早发现和处理。胰岛素抗药性经适当治疗后可消失。

胰岛素的主要不良反应是低血糖，与剂量过大和（或）饮食失调有关。胰岛素治疗初期可因钠潴留而发生轻度水肿，可自行缓解；部分患者出现视物模糊，为晶状体屈光改变，常于数周内自然恢复。

胰岛素过敏反应通常表现为注射部位瘙痒，继而出现荨麻疹样皮疹，全身性荨麻疹少见，可伴恶心、呕吐、腹泻等胃肠症状，罕见严重过敏反应（如血清病、过敏性休克）。处理措施包括更换胰岛素制剂，使用抗组胺药和糖皮质激素以及脱敏疗法等。严重者需停止或暂时中断胰岛素治疗。脂肪营养不良为注射部位皮下脂肪萎缩或增生，停止在该部位注射后可缓慢自然恢复，应经常更换注射部位以防止其发生。随着胰岛素制剂的改进，目前过敏反应和脂肪营养不良已甚少发生。

（九）GLP-1 受体激动药和 DPP-4 抑制药

GLP-1 由肠道 L 细胞分泌，其主要活性形式为 GLP-1（7-36）酰胺，与 GLP-1 受体结合，可使患者血糖降低，主要作用机制：①刺激胰岛 β 细胞葡萄糖介导的胰岛素分泌；②抑制胰高血糖素分泌，减少肝葡萄糖输出；③延缓胃内容物排空；④改善外周组织对胰岛素的敏感性；⑤抑制食欲及摄食；⑥促进胰岛 β 细胞增殖，减少凋亡，增加胰岛 p 细胞数量。此外，GLP-1 还有胰腺外作用，如发现其对体重、血压、血脂、水电解质调节平衡均具有有益影响，并可能有改善血管内皮功能和保护心肌的作用。GLP-1 在体内迅速被二肽基肽酶 4（DPP-4）降解而失去生物活性，其血浆半衰期不足 2 分钟。GLP-1 在正常的胰岛素分泌反应中起关键作用，餐后 70% 的胰岛素分泌与其相关。已证实：T_2DM 患者血 GLP-1 水平明显低于正常糖耐量者。现已开发出两类基于肠促胰岛素的降糖药物应用于临床。

1. GLP-1 受体激动药

通过激动 GLP-1 受体而发挥降糖作用。因可免疫 DPP-4 降解，故能明显提高血浆 GLP-1 水平。GLP-1 以葡萄糖浓度依赖的方式刺激胰岛素分泌，单独使用不增加低血糖发生的风险。有显著的降低体重作用。GLP-1 受体激动药可以单独使用或与其他口服降糖药联合使用。但均需皮下注射。目前国内上市的制剂：艾塞那肽和利拉鲁肽。艾塞那肽约可降低 HbA1c 1%，利拉鲁肽可使 HbAlc 降低 1.0%~1.5%。

(1)适应证：可单独或与其他降糖药物合用治疗 T_2DM，尤其肥胖、胰岛素免疫明显者。

(2)禁忌证或不适应：证有胰腺炎病史者禁用。不用于 T_1DM 或 DKA 的治疗。艾塞那肽禁用于 GFR<30 mL/min 患者，利拉鲁肽不用于既往有甲状腺髓样癌史或家族史患者。

(3)不良反应：常见胃肠道不良反应(如恶心、呕吐等)，多为轻度到中度，主要见于初始治疗时，多随治疗时间延长逐渐减轻。此类药物的长期安全性有待进一步观察。

(4)临床应用：①艾塞那肽起始剂量为 5 μg，每天 2 次，于早餐和晚餐前60 分钟内给药。治疗 1 个月后，可根据临床反应将剂量增加至 10 μg，每天 2 次。②利拉鲁肽的起始剂量为每天0.6 mg。至少 1 周后，剂量应增加至每天 1.2 mg，部分患者可能需要增加至每天 1.8 mg。每天注射 1 次，可在任意时间注射，推荐每天同一时间使用，无须根据进餐时间给药。

2. DPP-4 抑制药

抑制 DPP-4 活性可减少 GLP-1 的失活，提高内源性 GLP-1 水平。约可降低 HbA1c 0.5%~1.0%。单独使用不增加低血糖发生的风险，也不增加体重。

(1)适应证：单药使用或与二甲双胍联合应用治疗 T_2DM。

(2)禁忌证或不适应证：禁用于孕妇、儿童和对 DPP-4 抑制药有超敏反应的患者。不推荐用于重度肝肾功能不全、T_1DM 或 DKA 患者的治疗。

(3)不良反应：可能出现头痛、超敏反应、肝酶升高、上呼吸道感染、胰腺炎等不良反应，多可耐受。长期安全性未知。

(4)临床应用：目前我国已上市的 DPP-4 抑制剂类药物包括西格列汀、沙格列汀、维格列汀、利格列汀、阿格列汀。不同的 DPP-4 抑制药虽然有不同的化学结构，可是其降糖疗效上基本相似。西格列汀 100 mg，每天 1 次；沙格列汀 5 mg，每天 1 次；维格列汀 50 mg，每天 1~2 次。在肾功能不全的患者中使用时，应注意按照药物说明书减少药物剂量。

(十)T_2DM 高血糖的管理策略和治疗流程

应依据患者病情特点结合其经济、文化、对治疗的依从性、医疗条件等多种因素，制定个体化的治疗方案，且强调跟踪随访，根据病情变化调整治疗方案，力求达到安全平稳降糖、长期达标。

生活方式干预是 T_2DM 的基础治疗措施，应该贯穿于糖尿病治疗的始终。如果单纯生活方式干预血糖不能达标，应开始药物治疗。首选二甲双胍，且如果没有禁忌证，其应一直保留在治疗方案中；不适合二甲双胍治疗者可选择其他种类药物。如单独使用二甲双胍治疗血糖未达标，可加用其他种类的降糖药物。基线 HbA1c 很高的患者(如≥9.0%)，也可直接开始两种口服降糖药联合或胰岛素治疗。两种口服药联合治疗而血糖仍不达标者，可加用胰岛素治疗(每天 1 次基础胰岛素或每天 1~2 次预混胰岛素)或采用 3 种口服药联合治疗。如血糖仍不达标，则应将治疗方案调整为多次胰岛素治疗或 CSII。

在选择治疗药物时也可根据患者血糖特点，如空腹血糖高时可选用双胍类、磺脲类和中长效胰岛素；餐后血糖升高为主时可选用格列奈类和(或)α-糖苷酶抑制药、短效及超短效胰岛素(超短效胰岛素更优)；DPP-4 抑制药及 GLP-1 受体激动药降低餐后血糖同时可降低空腹血糖，并且低血糖风险小。

第五章 血液系统疾病及相关诊疗技术

第一节 缺铁性贫血的诊断与治疗

缺铁有一个发展过程，体内发生贮铁耗尽（ID），缺铁性红细胞生成（IDE），最终缺铁性贫血（IDA）。缺铁性贫血是指各种原因的缺铁导致红细胞生成减少引起的低色素性贫血，其特点是骨髓、肝、脾等器官组织中缺乏可染铁，血清铁浓度、运铁蛋白饱和度和血清铁蛋白降低，典型的表现为小细胞低色素型贫血。缺铁性贫血是一种不同病因引起的综合征，可以伴发许多疾病。

缺铁性贫血是临床上最常见的一种贫血。随着经济发展和营养卫生状况的改善，铁缺乏症的患病率逐年下降，但至今仍是一个全球性人群普遍存在的健康问题，发展中国家尤为突出。据估计全球约有 5 亿~10 亿人患铁缺乏症，近半数为缺铁性贫血。通过大规模流行病学调查，提示发展中国家不同年龄组铁缺乏症的患病率明显高于发达国家。妊娠妇女、月经期妇女、婴幼儿和儿童是高危人群，其中以 2 岁以下婴幼儿和妊娠妇女的患病率最高。据前上海医科大学各附属医院人群调查资料，上海地区铁缺乏症的患病率：6 个月至 2 岁的婴幼儿达 75.0%~82.5%，育龄妇女为 43.32%，妊娠 3 个月以上妇女为 66.27%，10~17 岁青少年为 13.17%；以上人群缺铁性贫血的患病率分别为 33.8%~45.7%，11.39%，19.28%及 9.84%。铁缺乏症的危险因素主要和下列因素密切相关：婴幼儿喂养不当，儿童与青少年偏食和鼻出血，妇女月经量过多，多次妊娠，哺乳，宫内置节育环，营养不良，摄入蛋白质不够，反复献血以及某些病理因素如胃大部切除、慢性失血、慢性腹泻、萎缩性胃炎和钩虫感染等。

一、病因和发病机制

(一)病因

缺铁性贫血发生原因和发病机制多种多样。主要由于长期铁代谢负平衡得不到额外补充造成。

1. 营养因素

饮食中缺乏足够量铁或食物结构不合理导致铁吸收和利用减低，发生营养性铁缺乏症。中国医学科学院卫生研究所制订的正常供给标准，成年女性为 12~15 mg/d，青少年为 12~25 mg/d。铁吸收主要在十二指肠和空肠上段，吸收形式有两种：①血红素铁来自血红蛋白、肌红蛋白及动物食物的其他血红素蛋白，经胃酸和蛋白酶消化，游离出血红素，直接被肠黏膜细胞所摄取，在细胞内经血红素加氧酶分解为原卟啉和铁而被吸收；②非血红素铁来自铁盐、铁蛋白、含铁血黄素及植物性食物中高铁化合物等，非血红素铁的吸收取决于铁原子的价数、可溶性及食物中螯合剂的存在。食物中铁必须成为可溶性二价铁才易被吸收，胃酸可增加非血红素铁的溶解度，维生素 C 作为还原剂和螯合剂可促进铁吸收。植物食物中的磷酸盐、植酸盐，茶叶中的鞣酸及咖啡中的一些多酚类化合物等，与铁形成难以溶解的盐类而抑制非血红素铁的吸收。动物性食物铁吸收率 20%。植物性食物吸收率多数小于 5%，人乳铁吸收率 50%，牛乳仅 10%。因此，饮食因素和铁缺乏症发生有密切关系。因营养因素发生铁缺乏症高危人群是婴幼儿和孕妇，由于铁需要量增加，不注意营养极易引起铁缺乏症。月经期妇女对铁的需要量比成年男性大，一次正常月经的失血量平均 40~60 mL，相当于失铁 20~30 mg。因此，需要量比男性多 1 mg/d，为 2 mg/d。

2. 慢性失血和铁丢失过多

慢性失血是缺铁性贫血最常见的病因之一，长期小量出血比一次大出血更易发生缺铁性贫血。正常情况下，每天从食物中吸收和排出的铁各约 1 mg，每天失血 3~4 mg，即相当于失铁 1.5~2 mg，可引起铁负平衡，一定时期后，即可发生缺铁性贫血。女性月经过多，如宫内放置节育环、子宫肌瘤及月经失调等多见。成年男性胃肠道出血是缺铁性贫血最常见病因，以痔疮最常见，仅次于月经量过多。其次是胃十二指肠溃疡出血，其中 25% 出血患者以往没有消化道溃疡的症状。食管裂孔疝可伴消化道出血，约 15% 患者发生缺铁性贫血。消化道憩室或憩室炎引起出血发生率大约分别为 5%~8% 和 15%~25%，小肠出血多为息肉。缺铁性贫血常是胃肠道肿瘤首发表现，盲肠癌、升结肠癌、胃癌及壶腹癌均可以缺铁性贫血为首发表现。农村钩虫感染是引起慢性消化道失血的重要原因。其他原因有咯血和肺泡出血，如肺含铁血黄素沉着症、肺出血肾炎综合征、肺结核、支气管扩张和肺癌等；血红蛋白尿，冷抗体型自身免疫性溶血、人工心脏瓣膜、行军性血红蛋白尿等，反复血液透析、多次献血等。

3. 铁吸收障碍

肠道对铁吸收障碍而发生缺铁性贫血者，最多见于胃切除患者。胃酸分泌不足且食物快速进入空肠，绕过铁的主要吸收部位，使铁吸收减少。多种原因造成胃肠道功能紊乱，慢性肠炎、Crohn 病等可因铁吸收障碍而发生缺铁性贫血。转运障碍（无转铁蛋白血症、肝病）也是引起缺铁性贫血的病因。

（二）发病机制

1. 缺铁对铁代谢的影响

当体内贮铁减少到不足以补偿功能状态铁时，铁蛋白、含铁血黄素、血清铁和转铁蛋白饱和度减低、总铁结合力和未结合铁的转铁蛋白升高、组织缺铁、红细胞内缺铁。转铁蛋白受体表达于红系造血细胞膜表面，当红细胞内铁缺乏时，转铁蛋白受体脱落进入血液，血清可溶性转铁蛋白受体（sTfR）升高。

2. 红细胞内缺铁对造血系统的影响

大量原卟啉不能与铁结合成为血红素，以游离原卟啉（FEP）的形式积累在红细胞内或与锌原子结合成为锌原卟啉（ZPP），血红蛋白生成减少，红细胞胞质少、体积小，即小细胞低色素性贫血；重者粒细胞、血小板生成受影响。

3. 组织缺铁对组织细胞代谢的影响

细胞中含铁酶和铁依赖酶活性降低，包括细胞色素 c、细胞色素 c 氧化酶、过氧化氢酶、过氧化物酶以及含铁血黄素蛋白类：细胞色素 c 还原酶、NADH：脱氢酶、黄嘌呤氧化酶、琥珀酸脱氢酶等。影响患者的精神、行为、体力、免疫功能及患儿的生长发育和智力；缺铁可引起黏膜组织病变和外胚叶组织营养障碍。

二、临床表现

缺铁性贫血的症状可因引起缺铁和贫血的原发病、贫血本身以及组织中含铁酶和铁依赖酶活性降低引起细胞功能紊乱所致。

（一）贫血表现

早期缺铁性贫血常无症状或非特异性症状如乏力、易倦、头昏、头痛、耳鸣、心悸、气促、纳差等，可伴有苍白、心率增快。这些症状不一定和贫血程度相平行。

（二）组织缺铁表现

影响小儿生长发育；幼儿可伴神经功能和心理行为障碍，易激惹、注意力不集中；耐力降低；影响小儿细胞免疫功能，表现为 T 淋巴细胞数目减少，中性粒细胞杀菌功能受影响，髓过氧化酶活性降低，吞噬功能有缺陷；抗寒能力降低，甲状腺激素代谢异常。严重缺铁性贫血可致黏膜组织变化，出现口炎、舌炎、舌乳头萎缩。外胚叶组织营养缺乏表现为皮肤干燥、角化、萎缩、无光泽；毛发无光泽、易断、易脱；指甲条纹隆起，严重时指甲扁平，甚至呈"反甲"。一些患者有嗜异食癖，如泥土、煤炭、生米、冰块等。胃活组织检查发现 75% 缺铁性贫血患者有浅表性胃炎及不同程度的萎缩性胃炎，伴胃酸缺乏。吞咽困难或吞咽时有梗塞感（称 Plummer-Vinson 征），这是缺铁的特殊症状之一。缺铁性贫血也可导致月经紊乱。但月经过多可以是缺铁原因，也可以是缺铁的后果。约 10% 患者轻度脾肿大。在缺铁时间较长的婴儿中，颅骨和手骨的板障可以增厚。

（三）缺铁原发病表现

消化性溃疡、肿瘤或痔疮导致的黑便、血便或腹部不适，肠道寄生虫感染导致的腹痛或大便性状改变，妇女月经过多，肿瘤性疾病的消瘦，血管内溶血的血红蛋白尿等。

三、辅助检查

（一）血象

轻度贫血，红细胞为正细胞正色素性，血片中红细胞形态基本正常。严重时呈小细胞低色素性贫血。平均红细胞体积（MCV）低于 80 fl，平均红细胞血红蛋白量（MCH）小于 27 pg，平均红细胞血红蛋白浓度（MCHC）小于 32%。血片中红细胞大小不一，体积小者多见，有少量尾状和椭圆形红细胞，偶见靶形红细胞。红细胞中心淡染区扩大，重者胞质呈环状。网织红细胞计数大多正常或减低，少数轻度增高至 2%~3% 者。红细胞渗透脆性大致正常，重者脆性轻度减低。

白细胞计数一般正常，少数中性粒细胞减少。近期有大量出血，中性粒细胞可增多。钩虫病患者嗜酸性粒细胞增多。

血小板计数常增高，多见于成人因慢性失血而发生贫血。贫血较重的婴儿、儿童患者中，血小板减少较为多见。

（二）骨髓象

骨髓穿刺涂片和切片显示骨髓呈轻度和中度幼红细胞增生，严重缺铁性贫血，幼红细胞体积偏小，核染色质致密，胞质较少，边缘不整齐，即血红蛋白形成不良。幼红细胞核固缩似晚幼红细胞，胞质仍紫蓝色，显示胞质发育迟于胞核，呈"核老浆幼"现象。分类以中幼红细胞比例增多。粒系细胞和巨核细胞数量、形态大多正常。骨髓涂片亚铁氰化钾染色，骨髓小粒中无深蓝色含铁血黄素颗粒，幼红细胞内铁小粒减少、淡染或消失，铁粒幼细胞<15%。骨髓可染铁是反映贮存铁的金标准。骨髓活检标本铁染色可提高骨髓可染铁检查的准确性，但不能很好地观察幼红细胞内铁的情况。

（三）血清铁、总铁结合力、血清铁饱和度和血清铁蛋白

未经治疗者血清铁浓度常明显降低，多低于 8.95 μmol/L，总铁结合力增高，大于 64.44 μmol/L，血清铁饱和度降低小于 15%。血清铁蛋白低于 12 μg/L。血清铁检测不稳定，1 天内不同时间测定，变异很大，不宜单独作为诊断缺铁的指标。总铁结合力较稳定，血清铁饱和度测定<15%可作为缺铁性红细胞生成的指标之一，但不宜用于缺铁的早期诊断。采用直接法测定血清运铁蛋白浓度更好。因血清铁蛋白与体内储存铁相关性极好，可作为储存铁缺乏的指标用于早期诊断。

（四）红细胞游离原卟啉和血液锌原卟啉

红细胞游离原卟啉是幼红细胞和网织红细胞合成血红蛋白过程中形成的非血红素原卟啉而残留在新生的红细胞内，绝大多数非血红素原卟啉是和锌离子络合成锌原卟啉，采用提取法和血液荧光计直接测定，诊断单纯性缺铁的标准；FEP>0.9 μmol/L（全血）或 ZPP>0.96 μmol/L（全血）。可作为缺铁性红细胞生成的指标。由于 FEP 与 ZPP 值受到许多因素的影响，如慢性病贫血、铁粒幼细胞贫血、珠蛋白生成障碍性贫血和严重溶血性贫血等，因此反映缺铁的准确度不如上述铁参数。

四、诊断与鉴别诊断

诊断目标有两个方面：一是否缺铁性贫血，二病因诊断。还需注意复合性贫血即合并慢性感染、恶性肿瘤、风湿病或肝病的缺铁性贫血。

（一）诊断

1. 缺铁性贫血的诊断标准

（1）小细胞低色素性贫血：贫血为小细胞低色素性：男性 Hb<120 g/L，女性 Hb<110 g/L，孕妇 Hb<100 g/L；MCV<80 fl，MCH<27 pg，MCHC<32%；红细胞形态有明显低色素表现。

（2）有明确的缺铁病因和临床表现。

（3）血清铁<8.95 μmol/L（<50 μg/dL），总铁结和力>64.44 μmol/L（360 μg/dL）。

（4）血清铁饱和度<15%。

（5）骨髓铁染色显示骨髓小粒可染铁消失，铁粒幼红细胞<15%。

（6）红细胞游离原卟啉>0.9 μmol/L（>50 μg/dL）（全血）或血液锌卟啉（zPP）>0.96 μmol/L（60 μg/dL）（全血）或FEP/Hb>4.5 μg/gHb。

（7）血清铁蛋白（SF）<12 μg/L。

（8）血清可溶性运铁蛋白（sTfR）浓度>26.5 nmol/L（2.25 mg/L）。

（9）铁剂治疗有效。

符合第1条和2条~9条中任何两条以上者可诊断为缺铁性贫血。

2. 贮存铁缺乏的诊断标准

符合以下任何一条即可诊断。

（1）血清铁蛋白<14 μg/L。

（2）骨髓铁染色显示骨髓小粒可染铁消失。

3. 缺铁性红细胞生成的诊断标准

符合贮存铁缺乏的诊断标准，同时有以下任何一条符合者即可诊断。

（1）血清铁饱和度<15%。

（2）红细胞游离原卟啉>0.9 μmol/L（>50 μg/dL）（全血）或血液锌卟啉（zPP）>0.96 μm/L（60 μg/dL）（全血）或FEP/Hb>4.5 μg/gHb。

（3）骨髓铁染色显示骨髓小粒可染铁消失，铁粒幼红细胞<15%。

4. 存在合并症

有合并症的情况下（感染、炎症、肿瘤等）需要测定红细胞内碱性铁蛋白，小于6.5 ag/细胞，能诊断缺铁或骨髓铁染色显示骨髓小粒可染铁消失作为标准。

5. 铁剂治疗性试验

连续口服铁剂网织红细胞计数上升，一般第5至10天，网织红细胞升高至4%~10%。如患者有铁剂吸收障碍，就无法判断结果。宜采用注射铁剂治疗试验做出诊断。

（二）鉴别诊断

1. 铁粒幼细胞性贫血

遗传或不明原因导致的红细胞铁利用障碍性贫血。无缺铁表现，血清铁蛋白浓度增高，骨髓小粒含铁血黄素颗粒增多，铁粒幼细胞增多，出现环形铁粒幼细胞。血清铁和转铁蛋白饱和度增高，总铁结合力不低。

2. 地中海贫血

有家族史，慢性溶血表现。血片中可见多量靶形红细胞，珠蛋白肽链合成数量异常，如HbF和HbA增高，出现血红蛋白H包涵体等。血清铁蛋白、骨髓可染铁、血清铁和转铁蛋白饱和度不低且常增高。

3. 慢性病性贫血

慢性炎症、感染或肿瘤等引起的铁代谢异常性贫血。血清铁蛋白和骨髓铁增多。血清铁、血清转铁蛋白饱和度、总铁结合力减低。

4. 转铁蛋白缺乏症

常染色体隐性遗传所致或严重肝病、肿瘤继发。血清铁、总铁结合力、血清铁蛋白及骨髓含铁血黄素均明显降低。先天性者幼儿时发病，伴发育不良和多脏器功能受累。获得性者有原发病的表现。

确定缺铁性贫血还需病因诊断，原发病有时对患者危害比贫血更为严重，如胃肠道恶性肿瘤伴慢性出血所引起缺铁性贫血。成年男性和绝经期女子中，缺铁性贫血最多见的原因是胃肠道慢性出血，由于每次出血量少而且间歇性，临床上容易忽视。多次检验便潜血极为重要，必要时做胃肠道内镜及 X 射线检查。

五、治疗

(一) 病因治疗

缺铁性贫血的治疗原则是补充足够的铁直至恢复正常铁储存量以及去除引起缺铁的病因。病因治疗相当重要，缺铁性贫血只是一种综合征，应尽可能地除去缺铁的病因，如婴幼儿、青少年和妊娠妇女营养不足引起的 IDA，应改善饮食；月经过多引起的 IDA 应调理月经或去除子宫肌瘤；寄生虫感染者应驱虫治疗；恶性肿瘤者应手术或放、化疗；消化性溃疡等引起者应抑酸治疗等。单纯的铁剂补充可能使血象暂时恢复，但不能使贫血得到彻底的治疗。

(二) 补充铁剂

1. 口服铁剂

是治疗 IDA 的首选方法。口服铁剂包括硫酸亚铁(每片 0.3 g，含元素铁 60 mg)、富马酸亚铁(每片 0.2 g，含元素铁 66 mg)、葡萄糖酸亚铁(每片 0.3 g，含元素铁 34.5 mg)、10%枸橼酸铁铵(每毫升含元素铁 20 mg)、右旋糖酐铁(每片含铁 25 mg)、多糖铁复合物(力蜚能，每一胶囊含铁 150 mg)和琥珀酸亚铁(每片 0.1 g)等。无机铁剂(以硫酸亚铁为代表)胃肠道反应大，有机铁剂胃肠道反应小。口服铁剂不良反应有恶心、上腹痛、便秘和腹泻。为减少胃肠反应，可改变剂型和投药时间，如改为硫酸亚铁控释片或餐后服用，但控释片和餐后服用在一定程度上会影响铁剂的吸收。成年人治疗剂量以每天 180~200 mg 元素铁为宜，预防剂量每天 10~20 mg。口服铁剂有效者网织红细胞在治疗后 3~4 天即开始上升，第 10 天达高峰，随后血红蛋白上升，一般需要治疗 2 个月左右，血红蛋白恢复正常。贫血纠正后至少需要继续治疗 6 个月以补足储存铁。血清铁蛋白可用以监测储存铁恢复情况，其标准建议为：SF 恢复到 50 μg/L，FEP<0.9 μmol/L。如治疗 3 周无治疗反应，应检查诊断是否准确，是否按医嘱服药，有无活动性出血，有否铁吸收障碍，有否干扰铁吸收和利用的因素存在。

2. 注射铁剂

若口服铁剂不能耐受或胃肠道正常解剖部位发生改变而影响铁的吸收，可用铁剂肌内注射。右旋糖酐铁是最常用的注射铁剂，应深部肌内注射，首次给药 25 mg，观察 1 小时无过敏反应可给足量治疗，每天 50~100 mg，直至达到总需量。注射用铁的总需量按千克计算：（需达到的血红蛋白浓度−患者的血红蛋白浓度）×0.33×患者体重（kg）。注射用铁可有局部疼痛、注射部位邻近淋巴结肿大等不良反应，少数患者有全身反应，如头痛、头晕、面部潮红、关节肌肉痛、恶心、口中金属味等，严重者可发生虚脱或休克。伴有肝、肾损害的患者不能用铁注射剂。科莫非（右旋糖酐铁）尚可静脉注射，适用于不能耐受肌内注射或需要短期内纠正缺铁者，按总剂量分次或 1 次，给药前要做过敏试验，静脉注射铁剂不良反应多，宜慎重。

第二节 再生障碍性贫血的诊断与治疗

再生障碍性贫血（AA）简称再障，是一组由某种或复合因素引致骨髓造血功能衰竭，红骨髓总容量减少，代以脂肪髓，以全血细胞减少为主要表现的一组综合征。

（1）据国内 21 个省（市）、自治区的调查，年发病率为 0.74/10 万人口，明显低于白血病的发病率。

（2）慢性再障发病率为 0.60/10 万人口，急性再障为 0.14/10 万人口。

（3）各年龄组均可发病，但以青壮年多见。

（4）男性发病率略高于女性。

一、病因与发病机制

（一）病因

可由物理、化学、生物等多种原因引致。相当一部分病例未能查出明确原因，称之为原发或特发性再障。那些有病因可查者，则称为继发性再障。

1. 药物

药物是最常见的发病因素。药物性再障有以下两种类型。①与药物剂量有关，系药物毒性作用，达到一定剂量就会引起骨髓抑制，一般是可逆的，如各种抗肿瘤药物。此外，苯妥英钠、吩噻嗪、硫尿嘧啶及氯霉素等也可以引起与剂量有关的骨髓抑制。②与剂量无明显关系，仅个别患者发生造血障碍，多系药物的过敏反应，常导致持续性再障。这类药物常见的有氯霉素、有机砷、米帕林、三甲双酮、保泰松、金制剂、氨基比林、磺胺、卡比马唑、甲巯咪唑、氯磺丙脲等。

药物性再障最常见是由氯霉素引起的。据国内调查，半年内有服用氯霉素者发生再障的风险为对照组的 33 倍，并有剂量—反应关系。氯霉素可发生上述两种类型的药物性再障。凡干细胞有遗传性缺陷者，对氯霉素的敏感性增加。在美国、日本等国家，20 世纪 70 年代即限制氯霉素的使用。

2. 化学毒物

苯及其衍生物和再障的关系也很密切。苯干扰细胞的增殖成熟，可导致骨髓衰竭，形成再障，亦可导致白血病。一些药物抑制造血，可能与其结构中含有苯环有关。一些农药，如杀虫剂六氯化苯、双氯双酚五烷等，也有报道与再障有关。苯中毒再障可呈慢性型，也可呈急性严重型，以后者居多。

3. 电离辐射

X 线、γ 线或中子可穿过或进入细胞直接损害造血干细胞和骨髓微环境。长期超允许量放射线照射可致再障。

4. 病毒感染

病毒性肝炎和再障的关系已较肯定，称为病毒性肝炎相关性再障，是病毒性肝炎最严重的并发症之一，发生率不到 1.0%，占再障患者的 3.2%。肝炎病毒对造血干细胞可能有直接抑制作用，还可致染色体畸变，并可通过病毒介导的自身免疫异常。病毒感染亦可破坏骨髓微环境。

5. 免疫因素

再障可继发于胸腺瘤、SLE 和类风湿关节炎等，患者血清中可找到抑制造血干细胞的抗体。部分原因不明的再障也可能存在免疫因素。

6. 阵发性睡眠性血红蛋白尿(PNH)

PNH 与再障关系相当密切，20%~30% PNH 可伴有再障，15%再障可发生显性 PNH，两者都是造血干细胞疾病。明确地从再障转为 PNH，而再障表现已不明显；或明确地从 PNH 转为再障，而 PNH 表现已不明显；或 PNH 伴再障及再障伴 PNH，都可称为再障-PNH 综合征。

7. 遗传因素

再障不是遗传性疾病。但临床资料显示具有某些 HLA-Ⅱ型抗原的患者对免疫抑制治疗的反应较好，某些再障患者对氯霉素及某些病毒具有易感性，均说明再障的发病可能与遗传因素有关。

8. 其他因素

偶有报道再障在妊娠期发病，分娩或人工流产后缓解，第二次妊娠时再发，可能是孕期内分泌改变，引发再障。此外，再障尚可继发于慢性肾衰竭、严重的甲状腺或腺垂体功能减退症等。

(二) 发病机制

1. 造血干细胞缺陷

造血干细胞量或质的异常是重要的发病机制之一。再障患者表现为全血细胞减少，网织红细胞亦减少，骨髓增生低下，细胞培养示多能造血祖细胞(CFU-GEMM)、红系、粒单系及巨核系祖细胞(BFU-E、CFU-E、CFU-GM、CFU-Meg)在绝大多数病例，均较正常明显为低。当治疗后患者获得完全缓解后，这些造血祖细胞也很少完全恢复。同种异基因骨髓移植成功，使再障患者造血重建，且证实其造血祖细胞来源于供者。再障患者血清中一些造血生长因子，如促红素(EPO)、粒单系集落刺激因子(GM-CSF)等浓度很高，在体外可使正常骨髓红系、粒单系乃至多能造血祖细胞增殖，而患者的造血细胞对造血因子反应不良。

2. 造血微环境的缺陷

造血微环境的概念包括造血组织中支持造血的结构成分，也包括造血的调节因素。造血细胞在基质细胞形成的网状支架中增殖和分化。基质细胞群包括成纤维细胞、网状细胞及巨噬细胞等，基质细胞在体外培养可形成 CFU-F。造血干细胞被基质细胞包绕后才能增殖。少数再障患者骨髓体外培养不能形成 CFU-F，而 CFU-GM 却正常，说明这些患者的发病机制为微环境缺陷。造血的调节因素包括许多体液因子和细胞之间的相互调节作用。部分再障患者存在造血干细胞体液和细胞调节机制的异常，包括抑制性 T 细胞增多而辅助性 T 细胞减少，自然杀伤细胞活力减低，造血负调控因子如 γ 干扰素、肿瘤坏死因子、白介素-2 等的增多，cAMP 的含量减低等，都可能介入再障造血干细胞的增殖和分化紊乱。

3. 免疫机制的异常

免疫与造血关系密切。二者来自共同的干细胞；造血细胞增殖分化需要 T 细胞、单核—巨噬细胞等参与；多种造血因子既作用于免疫细胞，也参与调节造血。Pantel 提出免疫与造血系统具有密切相关的调节网络，其作用呈双向性，即互为效应细胞或靶细胞。

继发于 SLE 和类风湿关节炎的再障，血清中存在对造血干细胞的自身抗体。部分原发性再障患者的 T 淋巴细胞可抑制正常造血祖细胞的生长，去除 T 淋巴细胞可使粒系和红系集落生长恢复正常。部分患者骨髓移植虽未成功，但由于应用了大量免疫抑制药，自身造血功能却获得恢复。以上均说明部分再障的发病机制存在抑制 T 淋巴细胞的作用。

二、临床表现

(一)重型再障(SAA)

起病急，贫血进展迅速，多伴随严重出血和感染。常表现为多部位出血，如皮肤、黏膜、消化道、眼底以及颅内出血等。感染不易控制，高热以及中毒症状多是肺炎、全身严重感染的表现。

(二)非重型再障(NSAA)

起病较缓慢，进行性乏力或血小板减少引起皮肤出血点、紫癜、鼻出血、月经过多或因白细胞减少引起感冒、呼吸道感染。进行性加重的贫血是其主要特征。

(三)体检

皮肤黏膜苍白，皮肤、黏膜、结膜和眼底可见淤点或淤斑。浅表淋巴结和肝、脾一般无肿大。疾病晚期、多次输血或严重感染、肝炎后再障患者可偶有脾脏肿大。

三、辅助检查

(一)全血细胞计数、网织红细胞计数、血涂片以及胎儿血红蛋白

外周血象通常为全血细胞减少，非重型再障早期可呈两系减少，中性粒细胞绝对值计数降低。校正的网织红细胞计数明显减低<1%；网织红细胞绝对值<15×10^9/L。进行血涂片检测有助于发现中性粒细胞发育不良、异常的血小板、幼稚细胞以及其他异常的细胞，如毛细胞(见于毛细胞性白血病)，单核细胞缺乏可能提示毛细胞性白血病。对于儿童患者，在输血前应进行胎儿血红蛋白检测，以和儿童 MDS 鉴别。

(二)骨髓检查

骨髓象增生减低或重度减低，粒、红两系均严重减少，淋巴细胞、浆细胞、组织嗜碱细胞、网状细胞等非造血细胞增多。巨核细胞缺乏是诊断再障重要的依据。

（三）肝功能及病毒检测

肝炎后再障患者通常发生于急性肝炎感染 2~3 个月后，患者多为年青男性。需检测血液中甲、乙、丙肝炎抗体以及 EB 病毒。如果考虑移植，还需要进行巨细胞病毒以及其他的病毒血清学检测。微小病毒 B19 引起纯红细胞再障。HIV 病毒引起全血细胞减少。因此推荐在再障确诊前，需排除全血细胞减少的原因。

（四）维生素 B_{12} 和叶酸水平

检测血维生素 B_{12} 和叶酸水平以排除巨幼细胞性贫血。如果维生素 B_{12} 或叶酸缺乏，需先进行纠正，之后才可进行再障诊断。

（五）自身抗体检测

系统性红斑狼疮同时伴随全血细胞减少，可能原因是：①自身免疫抗体引起的；②伴随骨髓纤维化；③低增生骨髓。因此，需要对所有再障患者进行抗核抗体及抗 dsDNA 检测。

（六）PNH 克隆

目前，已经不再采用 Ham's test 和糖水溶解试验的检测方法诊断 PNH，而是用流式细胞术测定 GPI 锚定蛋白 CD55、CD59 水平。在近期输血的患者中，Ham's test 多为阴性而流式细胞术则可以得到阳性结果。然而小 PNH 克隆在再障中的临床意义目前尚不肯定，这些克隆可能持续存在、消失或增加。尿含铁血黄素检测将可以排除血管内溶血。PNH 相关性溶血程度应通过网织红细胞计数、血清胆红素、转氨酶和乳酸脱氢酶定量来判断。

（七）细胞遗传学检查

再障患者因为骨髓的低增生性，难以获得足够的中期分裂相细胞，进行骨髓的细胞遗传学检查具有一定难度。FISH 技术的开展对检测再障患者的染色体具有重要的意义。不仅是 MDS 患者可能出现异常克隆，12% 的再障患者也可能伴随着细胞的克隆异常。这些异常多发生在 7 号染色体。

（八）其他

在诊断再障时，检测外周血白细胞端粒 DNA 长度来判断预后，检测 TERC 和 TERT 相关突变基因，协助选择治疗方案。如携带上述突变基因者对免疫抑制剂治疗均无明显疗效，突变携带者对雄激素治疗有效，G305A 突变携带者对达那唑治疗有效，携带 G450A 多态性基因对 IST 疗效好。选择合适的干细胞移植供者时，必须考虑供者的端粒突变。

四、诊断和鉴别诊断

(一) 诊断

1. 一般标准

(1) 全血细胞减少，网织红细胞绝对值减少。

(2) 一般无肝脾肿大。

(3) 骨髓至少一个部位增生减低或重度减低(如增生活跃，须有巨核细胞明显减少)，骨髓小粒非造血细胞增多，骨髓活检提示造血组织减少，脂肪组织增加。

(4) 除外引起全血细胞减少的其他疾病。

(5) 抗贫血药物治疗无效。

2. 重型再障的诊断标准

(1) 临床表现：发病急，贫血进行性加剧，常伴随严重感染、内脏出血。

(2) 血象：除血红蛋白下降较快外，须具备下列三项中的两项：①网织红细胞<1%，绝对值<15×10^9/L。②白细胞明显减少，中性粒细胞绝对值<0.5×10^9/L。③血小板<20×10^9/L。

(3) 骨髓象：①多部位增生减低，三系造血细胞明显减少，非造血细胞增多。如增生活跃，有淋巴细胞增多。②骨髓小粒中非造血细胞及脂肪细胞增多。

3. 非重型再障的诊断标准

(1) 临床表现：发病缓慢，以贫血表现为主，感染、出血均较轻。

(2) 血象：血红蛋白下降速度较慢，网织红细胞、白细胞、中性粒细胞及血小板高于重型再障。

(3) 骨髓象：①三系或两系减少，至少一个部位增生不良，如增生良好，红系中常有晚幼红细胞比例升高，巨核细胞明显减少。②骨髓小粒中非造血细胞及脂肪细胞增加。

4. 诊断流程

(1) 明确临床特征。

(2) 排除骨髓低增生所导致的可能造成全血细胞减少的诱因。

(3) 排除遗传性再障。

(4) 明确潜在的再障诱因。

(5) 明确或排除伴随的遗传学异常或 PNH 克隆。

（二）鉴别诊断

1. 贫血

严重的铁缺乏、维生素 B_{12} 和叶酸不足，亦可引起全血细胞减少。若存在铁、维生素 B_{12} 和叶酸缺乏，须纠正之后再评价造血功能。

2. 溶血性疾病

最主要的是阵发性睡眠性血红蛋白尿症（PNH），典型 PNH 有血红蛋白尿发作，易鉴别。不典型者无血红蛋白尿发作，全血细胞减少，骨髓可增生减低，易误诊为再障。但该病主要特点是：动态随访，终能发现 PNH 造血克隆。对于受累红细胞<10%的 PNH，溶血检查常为阴性，不能检测出 PNH 克隆的存在。通过流式细胞术检测造血细胞 GP1 锚链蛋白（CD55、CD59）的表达水平是诊断 PNH 的敏感方法。目前认为 PNH 克隆是从粒细胞逐渐发展到红细胞，首先受累的是造血祖细胞；当外周血细胞尚无 GPI 锚链蛋白分子缺陷时，骨髓细胞可能已有 GPI 锚链蛋白分子缺陷，因此检测骨髓细胞比外周血细胞更有意义。部分再障患者也会出现少量 PNH 克隆，其表达水平可以保持不变、减少、消失或是增加。若这些患者有实验室或临床证据表明存在溶血，应诊断为 PNH。尿含铁血黄素试验阳性提示存在长期血管内溶血，有利于 PNH 的诊断。网织红细胞计数、间接胆红素水平、转氨酶和乳酸脱氢酶定量对于评价 PNH 的溶血也有一定作用。

Evans 综合征和免疫相关性全血细胞减少症。前者可测及外周成熟血细胞自身抗体（coombs 试验阳性），后者可测及骨髓未成熟血细胞膜上自身抗体。这两类血细胞减少患者 Th2 细胞比例增高、$CD5^+$ 的 B 淋巴细胞比例增高、血清 IL-4 水平增高，对肾上腺糖皮质激素和（或）大剂量静脉免疫球蛋白治疗反应好。

3. 免疫系统疾病

B 细胞功能亢进的疾病，如系统性红斑狼疮、免疫相关性血细胞减少症，可以产生抗造血细胞的自身抗体，引发造血功能衰竭。系统性红斑狼疮还可引起骨髓纤维化，疑为系统性红斑狼疮等结缔组织病应检查抗核抗体及抗 dsDNA 抗体等。

4. 低增生性 MDS

低增生性 MDS 很难与再障相鉴别。但低增生性 MDS 周围血单核细胞往往增多，并可见幼稚细胞；骨髓两系或三系细胞呈病态造血，部分患者骨髓活检显示网硬蛋白增生及不成熟前体细胞异常定位（ALIP）现象。另外，通过有核红细胞糖原染色、小巨核酶标、白血病集落形成单位（CFU-L）及染色体核型细胞遗传学检查等亦有助于两者间的鉴别。因骨髓增生低下，细胞数少，难以获得足够的中期分裂相细胞，采用 FISH 方法可提高检出率。在儿童再障中出现遗传学异常，尤其是+7 常提示为 MDS。在疾病的过程中可能会出现异常细胞遗传学克隆。目前推荐的 FISH 套餐是 5q31、CEP7、7q31、CEP8、20q、CEPY 和 p53。2008 年 WHO 关于 MDS 诊断分型标准中认为，单有-Y，+8 或 20q-的难治性血细胞减少者，若无明确病态造血，不能依遗传学异常而诊断为 MDS，应动态观察。对此的解释是，这些患者常常对免疫抑制治疗有较好效果。

5. 低增生性 ALL

低增生性 ALL 发病率占儿童 ALL 的 1%~2%。有些患儿可能在骨髓衰竭后 3~9 个月进展为 ALL，中性粒细胞减少较血小板减少更为严重。白细胞减少的低增生性 ALL 可呈慢性过程，早期肝、脾、淋巴结未肿大，外周血全血细胞减少，骨髓增生减低。仔细观察血象及多部位骨髓象，可发现原始淋巴细胞明显增多，骨髓活检和免疫分型及 TCR、IgH 检测有助于与再障的鉴别诊断。

6. 低增生性 AML

特别是白细胞减少的白血病和低增生性白血病，早期肝、脾、淋巴结不肿大，外周全血细胞减少，易与再障混淆。仔细观察血象及多部位骨髓，可发现原始粒或原始(幼)单核细胞明显增多。部分急性早幼粒细胞白血病、伴 t(8；21)易位的 NALL(M2)可有全血细胞减少，骨髓分类多可鉴别之。

7. 毛细胞性白血病

毛细胞性白血病表现为全血细胞减少，伴有持续性的单核细胞减少。骨髓穿刺术可能出现"干抽"现象。骨髓活检可以见到毛细胞浸润以及网硬蛋白增加。免疫表型显示 $CD20^+$，$CD11c^+$，$CD25^+$，$FMC7^+$，$CD103^+$，$CD5^-$，$CD10^-$ 和 $CD23^-$ 肿瘤细胞。30%~40% 患者可能出现脾肿大，毛细胞白血病者经切脾和干扰素治疗能有较好效果。

8. 肿瘤骨髓转移

晚期肿瘤(尤其胃癌、肺癌、卵巢癌)发生骨髓转移浸润，可导致造血功能降低，血象表现为全血细胞减少。骨髓穿刺和活检检查可见到转移的肿瘤细胞。部分患者可显示原发病的症状与体征，通过免疫分型、基因重排将有助于鉴别诊断。

9. 脾功能亢进症

脾功能亢进症所致的血细胞过度消耗，如肝硬化、结缔组织病、恶性淋巴瘤等均可呈全血细胞减少，易与再障混淆。这类疾病脾脏均明显肿大，骨髓检查显示骨髓造血细胞增生活跃，并可发现相应的异常细胞。

10. 骨髓纤维化

慢性病例常有脾肿大，表现为全血细胞减少和骨髓增生减低，骨髓常干抽。骨髓活检见到网硬蛋白增加和纤维细胞。骨髓纤维化因出现髓外造血，血涂片可以见到不成熟造血细胞。无脾肿大的骨髓纤维化继发于恶性肿瘤的可能性大。

11. 先天性再障

范科尼贫血(FA)常称为先天性再障，是一种遗传性干细胞质异常性疾病。表现为一系/两系或全血细胞减少，可伴发育异常(皮肤色素沉着、骨骼畸形、器官发育不全等)，高风险发展为 MDS、AL 及其他各类肿瘤性疾病；实验室检查可发现"范可尼基因"、外周血细胞染色体受丝裂酶素 C 或 DBA 试剂作用后极易断裂。因有较大年龄的范科尼贫血病例报道，其筛查的上限年龄尚难确定。先天性角化不良可以通过典型临床特征和基因突变加以鉴别。

12. 感染

肝炎后再障的肝炎病原学检查多为阴性。病毒感染，如 EBV、CMV 很少引起造血功能衰竭，但慢性活动性 EBV 感染致淋巴细胞增殖性疾病者，会发生造血功能衰竭。微小病毒 B19 可导致纯红细胞再障。分枝杆菌，尤其是非典型分枝杆菌感染会出现全血细胞减少和骨髓增生低下。骨髓检查还可发现肉芽肿、纤维化、骨髓坏死等。嗜酸性坏死常见于非典型结核杆菌感染。疑为结核者，应送骨髓液行分枝杆菌培养。

五、治疗

(一)治疗原则

(1)病因治疗：去除可能导致骨髓损害的一切物质，停用抑制骨髓造血的药物。

(2)对症治疗：纠正贫血、控制出血、积极预防和控制感染。

(3)针对发病机制的治疗：免疫抑制剂治疗如抗淋巴/胸腺细胞球蛋白、环孢菌素。

(4)促造血治疗：雄激素。

(5)造血干细胞移植。

(6)辅助治疗：造血生长因子。

(二)治疗计划

1. 支持疗法

由于全血细胞减少，再障尤其是重型再障常常出现严重的贫血、出血和感染，因此恰当的支持疗法非常重要。

(1)感染的预防与处理：所有患者应积极做好个人卫生和护理工作，对粒细胞缺乏者要加强室内消毒，加强口腔、鼻咽部、皮肤和肛门护理，用口炎康或朵贝液漱口能明显减少口腔感染机会。进行保护性隔离，有条件者住无菌层流净化床或层流室，防止交叉感染。重型再障因处于粒缺状态易发生感染，常见部位为呼吸道、消化道、皮肤黏膜和泌尿道。仍以革兰阴性细菌多见，绿脓杆菌、肺炎克雷伯杆菌、大肠埃希杆菌、阴沟杆菌、不动杆菌是主要的革兰阴性病原菌，表皮葡萄球菌、金黄色葡萄球菌和粪链球菌是常见的革兰阳性球菌。部分患者感染扩散可发展为脓毒血症、败血症或合并二重感染，如侵袭性真菌感染。亦有相当一部分患者找不到病原菌和原发部位。一旦合并感染，应进行全面详细的检查，反复进行血、尿、大便等培养，以尽快明确感染部位和病原菌。在致病菌培养结果未明前可按经验选用高效抗生素，以后再根据病原学及药物敏感试验结果调整药物。粒细胞缺乏时抗生素的应用原则是早期、足量、联合用药。积极治疗5~7天仍有发热者，要考虑合并真菌感染的可能性，可加用抗真菌药物。必要时静脉输注 IVIG 0.2~0.4 g/(kg·d)，连用3~5天。G-CSF 或 GM-CSF，皮下注射，5 μg/(kg·d)。

（2）出血的处理：成分输血是主要支持手段。因为颅脑出血死亡率极高，故当血小板值小于 $20×10^9$/L 或血小板值虽≥$20×10^9$/L 但合并严重出血倾向时，可考虑进行同血型浓缩血小板输注。

（3）纠正贫血：血红蛋白低于 60 g/L 及患者对贫血耐受较差时，可输血。一般输注浓缩红细胞。

计划骨髓移植的患者应常规输注照射处理或过滤器清除了白细胞的血制品，降低异基骨髓移植排斥反应的风险。

2. 针对发病机制的治疗

（1）免疫抑制治疗。

①抗胸腺细胞球蛋白和抗淋巴细胞球蛋白（ATG/ALG）：适用于无合适供髓者的重型再障。其作用机制一方面可能通过细胞毒性免疫抑制作用，去除抑制性 T 淋巴细胞抑制骨髓造血的作用；另一方面可能通过免疫刺激，促进造血生长因子如白细胞介素-3 和粒-巨噬细胞集落刺激因子（GM-CSF）的合成释放，促进造血干细胞增殖，此外，ATG/ALG 亦可直接刺激造血干细胞生成或增加干细胞造血生长因子的敏感性。该类制剂有马、兔、猪等不同来源，不同来源的制剂临床用量不同，如马 ALG 一般为 10~15 mg/(kg·d)，兔 ATG 为 3~5 mg/(kg·d)，猪 ALG（ATG）为 15~20 mg/(kg·d)，用小剂量进行过敏试验（将1 mg ATG 溶于 100 mL 生理盐水，于 1 小时内静脉输注），无明显不良反应后缓慢静脉滴注，持续12~18小时，5天为一疗程。在用 ATG/ALG 前 1 小时，肌内注射苯海拉明 20 mg 及地塞米松 5 mg 静脉推注，输注 ATG/ALG 的同时静脉滴注地塞米松 10 mg，第 6~14 天改为泼尼松 1 mg/(kg·d)，之后逐渐减量，然后 5 天内减量停药。多与环孢素 A、雄激素、造血生长因子合用，第 14 天开始联合口服环孢菌素。ATG/ALG 的近期不良反应有过敏反应、发热、寒战、血小板下降、血压变化、注射部位静脉炎以及血清病等，后者多在治疗后 7~10 天发生，发生率约为 60%，常见症状有皮疹、发热、胃肠道症状、关节痛、蛋白尿等，严重时可危及生命。联合应用抗组胺药物、肾上腺糖皮质激素和血小板输注，可以减少这些不良反应的发生。起效时间一般在用药后 6~9 个月，个别可早或晚，晚者

可达 36 个月才起效，起效规律一般是脱离输注血制品、血象缓慢逐渐上升，联合方案的有效率可高达 60%~80% 左右，5 年存活率为 75%。

有 10%~35% 患者病情复发，ATG 治疗第一个疗程后 3 个月如果无效或复发，可进行第二疗程的治疗，再次应用 ATG/ALG 仍有半数患者有效，此时应更换制剂以免发生严重的过敏反应，也应先给予过敏试验。如第二个疗程仍无效又不能进行骨髓移植或者在前一 ATG 疗程后复发，可考虑给予第三个疗程 ATG 治疗。

②环孢菌素 A(CSA)：是治疗再障的有效药物，其作用机制可能通过调整再障失衡的 T 淋巴细胞亚群比例，抑制 T 细胞表达白细胞介素—2 受体，并抑制其生成白细胞介素-2 和 γ 干扰素，从而促进造血干、祖细胞生长。治疗剂量多为 3~5 mg/(kg·d) 或调整剂量使血中 CSA 浓度为 200~400 μg/L，该药疗程要长，起效缓慢，出现疗效时间至少需要 2 个月，甚至更长时间。待血象稳定后，然后逐渐减量至小剂量巩固治疗，疗程约 2~4 年。部分患者对 CSA 有依赖性，停药复发者继续使用仍然有效。单独应用 CSA 治疗再障有效率达 50%~60%。CSA 的常见不良反应有齿龈增生、肝肾功能损害、多毛、肌肉震颤、低镁血症、高血压等，这些症状体征可随 CSA 的减量或停用而减轻或消失。

③大剂量免疫球蛋白：较适用于下列情况：a. 肝炎相关性再障伴肝肾功能有损害者；b. SAA 合并感染者；c. SAA 伴血小板严重减少，出血重，输血小板无效者。用法：0.4 g/(kg·d)5 天或 1.0 g/(kg·d)2 天，均为静脉输注，间隔 1 个月后可重复给药。其作用可能为暂时性封闭单核-巨噬系统，封闭淋巴细胞上 IgG Fc 受体的抗体，并作用于带有抑制性 T 细胞功能的 Fc 受体而发挥疗效。

④肾上腺糖皮质激素：该类药物治疗再障无效，而且增加细菌和真菌感染机会。不主张用于治疗再障，仅于减轻抗胸腺细胞球蛋白和抗淋巴细胞球蛋白引起的血清病。

⑤其他免疫抑制剂：霉酚酸酯(MMF)可抑制 T、B 淋巴细胞增生，但该药用于治疗难治性再障尚无经验，也无本药治疗大宗病例的报道。只能作为试验性治疗措施使用。Tacrolimus(FK605) 和 Sirolimus 为 MMF 类似物。重组人抗 IL-2 受体抗体、抗 OKT3、联合使用几种单抗，可能对少数人有效。到目前为止使用单抗治疗 AA 经验尚不成熟。

⑥强化免疫抑制法：联合应用不同作用机制的免疫抑制剂可能产生协同效应，有助于提高疗效，同时减少各种药物剂量从而减少不良反应的发生。目前最为常见的强化免疫抑制疗法是联合应用 CSA 和 ATG/ALG，使治疗重型再障取得较好疗效。在强化免疫抑制治疗中要注意防治由于免疫过度抑制，机会感染率大为增加的问题。

(2)促造血治疗。

雄激素：适用于慢性再障。常用的雄激素类药物有四类：①17α-烷化雄激素类，如司坦唑醇(康力龙)、羟甲烯龙、去氢甲睾丸酮(大力补)；②睾丸素酯类，如丙酸睾酮、庚酸睾丸素、十一酸睾酮(安雄)、混合睾酮酯(含丙酸睾丸素、戊酸睾丸素和十一烷酸睾酮，又称巧理宝)；③非 17α-烷基雄激素类，如苯丙酸诺龙、葵酸诺龙等；④中间活性代谢产物，如本胆烷醇酮、达那唑等。雄激素在体内主要通过其代谢中间产物如 5α-双氢睾丸酮、5β-双氢睾丸酮等发挥生物效应。目前认为雄激素治疗再障的可能机制是：a. 刺激肾脏产生 EPO 促进红系造血；b. 直接刺激造血干细胞的增殖、分化。

雄激素常用剂量为：司坦唑醇 6～12 mg/d，分 3 次口服，安雄 120 mg/d，分 3 次口服，达那唑 400～600 mg/d，分 2～3 次口服。治疗后 1 个月左右网织红细胞开始上升，接着血红蛋白升高；2～3 个月后白细胞开始上升，但血小板难以升高，需时较长。国内报告用雄激素治疗慢性再障有效率为 34.5%～81%，缓解率为 19%～54%。由于药物作用机制的特点，雄激素必须在有一定数目造血干细胞基础上才能发挥作用，因此急性、重型再障常无效，另外，雄激素的疗效与疗程明显相关，持续用药时间至少要 6 个月以上。治疗缓解的患者仍需维持治疗，切忌突然停药，减量过快也可导致复发，部分复发患者对雄激素仍然有效。雄激素治疗过程中，若一种雄激素无效，换另一种或两种雄激素治疗可能取得良效。雄激素与 ATG/ALG 或 CSA 联合应用，可以起到增效作用，生存率进一步提高。雄激素类药物的不良反应主要是肝功能损害及男性化作用，肝功能损害以司坦唑醇等 17α-烷化雄激素类药物为多见，男性化作用以丙酸睾酮等睾丸素酯类药物较为多见，其他不良反应有皮肤痤疮、体毛增多、色素沉着、下肢轻度水肿等，这些不良反应随着药物减量或停用可逐渐减弱和消失。

3. 造血干细胞移植

包括同胞、非亲缘 HLA 相合供者造血干细胞移植。

（1）HLA 相合同胞供者造血干细胞移植 40 岁以下，重型或极重型再障，有相合同胞供者的患者应首选移植。

预处理方案和 GVHD 预防方案：预处理方案，用法为静脉输注 CTX 50 mg/(kg·d)，−5、−4、−3、−2 天和 ATG 1.5 支/(10 kg·d)，−5、−4、−3 天，后者在静脉滴注 CTX 12 小时后开始应用。GVHD 预防方案：环孢菌素 2～5 mg/(kg·d)，移植前第 1 天开始至移植后 12 个月，移植后第 9 个月开始逐渐减量，预防迟发性移植失败。短疗程甲氨蝶呤，移植后第 1 天 15 mg/m²，移植后第 3、6、11 天剂量 10 mg/m²。干细胞来源可以动员后的外周血干细胞或骨髓干细胞，最好是骨髓干细胞。国外报道有效率达到 60%～80%。

（2）非亲缘 HLA 相合造血干细胞移植：适用于 40 岁以下，重型或极重型再障，无相合同胞供者、成人至少两个疗程 ATG/环孢菌素治疗后无效的患者。欧洲血液与骨髓移植协助组推荐的方案为：①CTX 300 mg/m²，4 次；②氟达拉宾 30 mg/m²，4 次；③ATG 1.5 支/10 kg 体重，4 次；④环孢菌素移植前第 6 天至移植前第 2 天，剂量 1 mg/(kg·d)，移植前第 1 天开始至移植后第 20 天，剂量 2 mg/(kg·d)，此后改为 8 mg/(kg·d) 口服；⑤甲氨蝶呤移植后第 1 天 15 mg/m²，移植后第 3、第 6 天剂量 10 mg/m²。非亲缘 HLA 相合移植长期存活率低于同胞供者，而移植排斥反应、GVHD 和严重感染发生率较高，应慎重选择。

4. 造血生长因子

短疗程应用粒细胞集落刺激因子(G-CSF)和 GM-CSF 治疗再障对提高中性粒细胞数目、减少感染可能有短暂效果,与 ATG/ALG 合并使用可以降低因感染所致的死亡率,目前主要用于辅助治疗。

5. 中医中药

中医认为再障属虚劳、血枯、血证、温毒等范畴,发病脏腑为心肝脾肾,以肾为根本。急性急障多为急劳血证,慢性再障多属虚劳血证,全国中医内科学会 1984 年将后者分为肾阴虚型、肾阳虚型、肾阴阳两虚型三个证型。由于再障基本病机是阴阳虚损,故治疗上以补益为治疗基础,可根据临床主证和实验室检查辨证分型施治,急证者以清热凉血为原则,缓证以补肾为原则。中医药对治疗慢性再障疗效较好,中西医结合治疗有效率可达 54.3% ~85.5%,但远期疗效较差,故主张疗程不应少于 3~6 个月,在疾病缓解期可给予六味地黄丸或八珍汤等固本治疗半年以上。

(三)治疗方案选择

1. 非重型再障

以雄激素联合环孢菌素、对症治疗为主。下列是英国血液病学标准委员会推荐的非重型再障治疗的流程图。

2. 重型再障

对 40 岁以下,无感染及其他并发症、有合适供体的患者应首选造血干细胞移植;无条件者,则应采用抗淋巴/胸腺细胞球蛋白联合环孢菌素、雄激素、造血生长因子、对症治疗为主。

allo-BMT 与免疫抑制疗法已成为治疗重型再障的主要方法,两者在临床应用中各有优缺点:allo-BMT 可使患者造血完全恢复,但 HLA 相合供者难以寻找,治疗相关死亡率较高;而免疫抑制疗法不受年龄限制,治疗相关死亡率较低,但治疗后只能达到部分缓解,并有复发及克隆性疾病发生的可能性。主张年龄在 30 岁以下患者首选 HLA 相合同胞供者 allo-BMT,≥40 岁患者则首选联合免疫抑制疗法,年龄在 30~40 岁患者的治疗首选方案则根据具体情况定。

3. 伴有 PNH 异常细胞克隆再障的处理

进展为溶血性 PNH 的再障往往贫血进行性加重、网织红细胞增高和反复全血细胞减少,甚至严重和或频繁发生急性血管内溶血。该类患者的治疗:①输洗涤红细胞或少白细胞的红细胞;②用泼尼松有助于降低溶血程度,渐减量至低剂量(10 ~ 15 mg)隔日使用;

③口服环孢菌素；④不建议使用 ATG，因 ATG 所致血清病期间可能发生急性血管内溶血；⑤定期补充叶酸；⑥合并缺铁患者补铁需慎重，应从小剂量开始补铁。对于再障-PNH 综合征患者，无溶血，且骨髓增生低下，治疗同不伴 PNH 克隆的再障。

4. 妊娠期再障的治疗

妊娠期间发生再障可能纯系巧合，也有妊娠终止或分娩后，部分病例可能自发缓解。对于前者需按再障治疗，除了输血制品外，孕期可考虑使用环孢菌素，但使用 ATG 十分危险。有报道对 36 例曾接受免疫抑制剂治疗的妊娠患者的妊娠结果和再障病程进行了评价，5 例早产和 3 例流产，但活产儿生后发育正常，2 例孕妇发生子痫，两例孕妇分娩后死亡。妊娠相关再障孕期支持治疗是最主要的治疗措施，应输血小板，维持血小板计数大于 $20 \times 10^9/L$。

参考文献

[1] 王晨，王捷. 内科疾病学[M]. 北京：高等教育出版社，2019.

[2] 赵冰. 循环系统疾病[M]. 北京：中国医药科技出版社，2019.

[3] 陈江华. 肾内科疾病临床诊疗[M]. 北京：人民卫生出版社，2018.

[4] 彭永德. 内科疾病临床思辨[M]. 北京：人民卫生出版社，2018.

[5] 邬时民. 呼吸系统疾病合理用药[M]. 上海：华东理工大学出版社，2017.

[6] 王刚，宋涛. 呼吸系统疾病防与治[M]. 北京：中国中医药出版社，2017.

[7] 杨长青，许树长. 消化内科常见病用药. 第2版[M]. 北京：人民卫生出版社，2016.

[8] 于皆平，沈志祥，罗和生. 实用消化病学. 第3版[M]. 北京：科学出版社，2017.

[9] 慢性心力衰竭中医诊疗指南（2022年）[J/OL]. 中医杂志：1-14[2023-03-20].

[10] 陈宁园，黄玲，邓冯媛，等. 呼吸系统基础与疾病教学模块建设及优化[J]. 基础医学教育，2023，25(2)：115-118.

[11] 赵杰，梁琰，张晓. 18F-氟代脱氧葡萄糖PET-CT定量参数与特发性间质性肺炎患者肺功能的关系探析[J]. 哈尔滨医药，2023，43(1)：14-16.

[12] 吴月，孔婧，刘宇洋，等. 重症急性胰腺炎并发胰性脑病的诊疗进展[J]. 中国急救医学，2023，43(2)：156-160.

[13] 黄岑. 预见性护理干预对急性心肌梗死患者的影响——评《冠心病与急性心肌梗死疾病诊疗技术》[J]. 中国实验方剂学杂志，2023，29(5)：193.

[14] 唐旭东，马祥雪. 中西医结合医学研究的突破点：功能性胃肠病症状重叠的诊疗难题[J]. 中国中西医结合杂志，2023，43(1)：97-101.

[15] 许芮嘉，于佩佩，张力，等. 慢性心力衰竭患者参与健康照护意愿及影响因素研究[J]. 湖北医药学院学报，2022，41(06)：640-645.

[16] 张鹏程，丁巍. 胸痛中心诊疗模式对急性心肌梗死急诊介入治疗的影响[J]. 名医，2022(17)：141-143.

[17] 吴雪威. 综合疗法治疗特发性间质性肺炎的临床效果分析[J]. 中国冶金工业医学杂志，2022，39(3)：267-268.

[18] 赵来伟. 轻度急性胰腺炎的发病原因及临床诊疗分析[J]. 智慧健康，2022，8(13)：35-38.

[19] 孙君怡，薛睿聪，梁玮昊，董吁钢，刘晨. 慢性心力衰竭的诊疗现状[J]. 自然杂志，2022，44(2)：126-148.

[20] 谢樱姿，颜涵，徐翠荣，等. 医联体联动视角下慢性心力衰竭疾病管理干预策略的质性研究[J]. 现代医学，2022，50(3)：310-314.

[21] 肖然，薛华丹. 磁共振成像在急性胰腺炎诊疗路径中的应用进展[J]. 磁共振成像，2022，13(1)：164-166.

[22] 何丹迪，王金环，雍彦礼，等. 中医治疗再生障碍性贫血的研究概况与发展[J]. 中国数字医学，2022，17(1)：89-94.

[23] 荀志红，马力，裴迎华. 全科临床诊疗思维系列：慢性咳嗽[J]. 临床药物治疗杂志，2021，19(9)：79-82.

[24] 倪青. 甲状腺功能亢进症病证结合诊疗指南(2021-01-20)[J]. 世界中医药，2021，16(2)：193-196.

[25] 许仁帆，白杨，邱接，等. 改良式四步教学法在心血管疾病介入诊疗医师培训中的应用[J]. 医学与社会，2020，33(10)：108-111.

[26] 许洁平. 儿童缺铁性贫血诊疗预防现状[J]. 中国城乡企业卫生，2020，35(9)：65-68.

[27] 彭德虎，谢艺开，卢笑微，等. 大咯血对支气管镜诊疗操作相关出血的影响[J]. 广州医药，2020，51(3)：98-101.

[28] 唐容辉，唐倩仪，胡川. 慢性咳嗽的诊疗体会[J]. 黑龙江医药，2020，33(2)：389-391.

[29] 沈会，李吉彦，朱炜楷，等. 功能性胃肠病中医临床研究进展[J]. 世界科学技术-中医药现代化，2020，22(4)：1054-1059.

[30] 王惠. 儿童慢性咳嗽160例的诊疗体会[J]. 临床医药文献电子杂志，2019，6(87)：83.

[31] 刘云. 糖尿病合并甲状腺功能亢进的临床特点和诊疗分析[J]. 名医，2019(9)：36.

[32] 金发光. 大咯血诊疗规范[J]. 中华肺部疾病杂志(电子版)，2019，12(1)：1-8.

[33] 卢彦帮，陈宏. 成人常见咳嗽原因的临床分析[J]. 医学综述，2018，24(11)：2216-2220.

[34] 王妍，毕艳，孙喜太，褚薛慧，冯文焕. 代谢术后缺铁性贫血的诊疗进展[J]. 医学综述，2017，23(22)：4479-4483.

[35] 聂明明，周晓佳. 分析甲状腺功能亢进症合并糖尿病的临床特点及诊疗方式[J]. 中国卫生标准管理，2017，8(10)：38-39.